Heckner · Praktikum der mikroskopischen Hämatologie

Fritz Heckner

Praktikum der mikroskopischen Hämatologie

7., neubearbeitete und erweiterte Auflage

407 meist mehrfarbige Einzelbilder
und 14 Tabellen

Urban & Schwarzenberg
München–Wien–Baltimore

Anschrift des Verfassers:
Professor Dr. med. Fritz Heckner
Chefarzt i. R.
Molderamweg 14
D-3352 Einbeck

Illustrationen: Andrea Mesdag, Michael Budowick
Lektorat: Dr. med. Dorothea Schneiderbanger
Redaktion: Sabine Hennhöfer
Herstellung: Christine Zschorn

Die Deutsche Bibliothek – CIP-Einheitsaufnahme

Heckner, Fritz:
Praktikum der mikroskopischen Hämatologie /
Fritz Heckner. – 7., neubearb. und erw. Aufl. –
München ; Wien ; Baltimore : Urban und
Schwarzenberg 1991
Engl. Ausg u. d. T.: Heckner, Fritz:
Practical microscopic hematology
ISBN 3-541-01007-X

1. Auflage 1965 (Leitfaden der Blutzellkunde): ISBN 3-541-01001-0
2. Auflage 1973: ISBN 3-541-01002-9
3. Auflage 1975: ISBN 3-541-01003-7
4. Auflage 1978: ISBN 3-541-01004-5
5. Auflage 1981: ISBN 3-541-01005-3
6. Auflage 1986: ISBN 3-541-01006-1

1. englischsprachige Auflage 1980: ISBN 0-8067-0811-5
2. englischsprachige Auflage 1982: ISBN 0-8067-0812-3
3. englischsprachige Auflage 1986: ISBN 0-8067-0813-1

ISBN 3-541-01007-X

Satz und Druck:
Kastner & Callwey GmbH & Co., Forstinning
Printed in Germany

Meiner lieben Frau
herzlichst zugeeignet.

Meinem klinischen Lehrer
Professor Rudolf Schoen † gewidmet.

In dankbarer Erinnerung an
Professor Walter Tischendorf †.

Vorwort zur 7. Auflage

Obwohl die vorangehende 6. Auflage eine umfangreiche Neubearbeitung in Text und Bild erfahren durfte, haben sich doch in den letzten fünf Jahren neue Gesichtspunkte für verschiedene Teilbereiche der Hämatologie ergeben. So mußten z. B. die FAB-Klassifikation der myelodysplastischen Syndrome, die aktualisierte Kiel-Klassifikation der Non-Hodgkin-Lymphome und die Bedeutung der monoklonalen Antikörper Berücksichtigung finden. Aber auch Korrekturen von geringerem Umfang sind an verschiedenen Stellen notwendig geworden; eine Anzahl von Mikrofotogrammen mußte ersetzt bzw. hinzugefügt werden. Dies geschah nicht zuletzt, um deutlich zu machen, daß der Auftrag dieses Buches weiterhin Gültigkeit hat, nämlich die Befähigung zur morphologischen Diagnostik des Blutes, des Knochenmarks und des lymphatischen Gewebes zu fördern und zu erweitern, speziell im pathologischen Bereich.

Mein besonderer Dank gilt wiederum Herrn Prof. Lennert, Kiel, der mir angesichts der erweiterten Klassifikation der Non-Hodgkin-Lymphome manchen wertvollen persönlichen Rat gegeben hat. Auch Herr Prof. Poliwoda, Hannover, hat sich als hilfsbereit erwiesen. Der Verlag Urban & Schwarzenberg und seine für dieses Buch zuständigen Mitarbeiter zeigten sich wiederum äußerst entgegenkommend und kooperativ; ihnen gilt ebenfalls mein besonderer Dank.

Einbeck,
im August 1991 *Fritz Heckner*

Aus dem Vorwort zur 1. Auflage

Die Fortschritte auf allen Teilgebieten der Hämatologie haben diese Disziplin der inneren Medizin zu einem Spezialfach von großer klinischer Bedeutung werden lassen. Obwohl sich bereits verschiedene neue Einzelzweige der Hämatologie mit klar umrissenen Aufgabenbereichen gebildet haben, so bleibt die nährende Wurzel dieses stattlichen Baumes doch die alltägliche klinische Diagnostik, die zur Grundlage der Therapie wird. Die Erkennung der Blutkrankheiten findet in der ärztlichen Sprechstunde, am Krankenbett und im Laboratorium statt. Eine beachtliche Anzahl ausgezeichneter Lehrbücher vermittelt umfangreiches Wissen über die Krankheiten des Blutes und seiner Bildungsstätten, und mit Recht darf man annehmen, daß der Studierende und der interessierte Arzt alle für die Diagnostik und Therapie erforderlichen Kenntnisse aus diesem reichhaltigen Schrifttum erwerben können. So mag die Herausgabe des vorliegenden Leitfadens zunächst nicht ausreichend begründet erscheinen. Indessen hat eine langjährige eigene Erfahrung in der hämatologischen Ausbildung und Beratung von Studenten, technischen Assistentinnen und Ärzten ergeben, daß die Problematik der Erkennung von Blutkrankheiten immer wieder am Mikroskop offenbar wird. Die weit fortgeschrittene Mechanisierung der Medizin hat es bis heute nicht vermocht, die richtige Deutung und exakte Unterscheidung von Blut- und Knochenmarkszellen durch ein zuverlässiges Registriergerät, das die entscheidende Mitwirkung des Untersuchers entbehrlich macht, zu ermöglichen. Bei der überwiegenden Mehrzahl der Blutkrankheiten muß die Diagnose im Mikroskop gestellt werden.

Grundlage von Bild und Text des vorliegenden Leitfadens ist eine 20jährige Beschäftigung mit der klinischen Hämatologie, davon fast 17 Jahre an der Medizinischen Universitätsklinik Göttingen bei meinem verehrten Lehrer Professor *Rudolf Schoen,* dem ich diese Monographie in Dankbarkeit widme.

Einbeck,
im Januar 1965 *Fritz Heckner*

Inhaltsverzeichnis

1 Technische Vorbemerkungen

Die automatische Erstellung des Differentialblutbildes (z. B. Coulter VCS, Technicon H1 und H2) hat die visuelle Diagnostik der zytomorphologischen Zusammensetzung des normalen Blutbildes vielerorts verdrängt. Auch pathologische Zellelemente werden von den Automaten registriert, jedoch qualitativ nicht erkannt, so daß hier die Domäne der visuellen mikroskopischen Untersuchung gegeben ist. Hinzu kommt, daß in Krankenhäusern unterhalb einer bestimmten Größenordnung Geräte zur automatischen Leukozytendifferenzierung häufig noch nicht zur Verfügung stehen; dies gilt auch für die überwiegende Mehrzahl der Arztpraxen. Demzufolge ist es auch weiterhin sinnvoll, Empfehlungen für die Anfertigung und Färbung von Blut- und Knochenmarkausstrichen zu geben.

1.1 Ausstrichpräparate

Selbstverständlich kann man die Herstellung von brauchbaren Ausstrichpräparaten nicht aus einem Buch erlernen. Nur cine genügend lange Praxis vermittelt die erforderlichen technischen Fertigkeiten. Andererseits ist aber die einwandfreie Beurteilung von Zellbefunden in hohem Maße von der Qualität der Ausstriche und deren sachgemäßer Färbung abhängig. Es sollen deshalb einige Hinweise zur Vermeidung von Fehlerquellen gegeben werden.

Zunächst ist die Verwendung tadellos gereinigter *Objektträger* wesentlich. Diese mußten früher mit Chromschwefelsäure behandelt und anschließend gründlich in Aqua dest. gespült werden. Heute werden einwandfreie Objektträger mit aufgerauhtem Abschnitt für die Beschriftung angeboten, die nicht mehr besonders behandelt werden müssen. Die Aufbewahrung der Objektträger muß staubfrei erfolgen; für eine ausreichende Reserve ist Sorge zu tragen. Ungenügend gereinigte Objektträger sind eine häufige Ursache ungleichmäßiger oder unzulänglicher Färbeergebnisse.

Bei der *Anfertigung von Blutausstrichen* ist darauf zu achten, daß nur ⅔ bis ¾ des Objektträgers vom Ausstrich eingenommen werden. Man kann sowohl mit geschliffenen Deckgläschen als auch mit einem glattrandigen Objektträger ausstreichen. Die Schichtdicke der Ausstriche muß im letzten Drittel so gering sein, daß die Erythrozyten teils isoliert nebeneinander- und teils in kleinen Geldrollenfragmenten zusammenliegen. Ausstrichpräparate von zu großer Schichtdicke werden grundsätzlich überfärbt und machen eine Analyse zellulärer Feinstrukturen unmöglich, da sich die einzelnen Zellelemente nicht genügend ausgebreitet haben. Die Erlernung der eigentlichen Ausstrichtechnik bleibt der Praxis vorbehalten.

Knochenmarkpunktate können grundsätzlich wie Blut ausgestrichen werden. Dazu sammelt man das aspirierte Mark mit oder auch ohne gerinnungshemmenden Zusatz in einer möglichst großen Petri-Schale mit planer Bodenfläche, läßt durch Schräghalten der Schale überschüssiges Markblut abfließen und nimmt mit einem glattrandigen Objektträger bröckelhaltige Markflüssigkeit vom Boden der Petri-Schale in mehreren kleinen Portionen zum Ausstreichen ab. Die so angefertigten Ausstriche müssen an ihrem Ende zahlreiche kleine Markbröckel enthalten. Außerdem sollten stets 3–4 Quetschpräparate von isolierten Markbröckeln, die man mit der Kante eines Objektträgers oder auch mit einem Holzstäbchen gewinnt, hergestellt werden. Bei besonders spärlicher Ausbeute an Markbröckeln ist diese Methode ausschließlich anzuwenden. Das Quetschen der Bröckel, das zur Schonung der Zellen äußerst vorsichtig geschehen muß, erfolgt mit Hilfe eines zweiten Objektträgers, der unter sanftem Druck langsam über den ersten Objektträger in der Längsrichtung hinweggezogen wird, wobei sich das Bröckelmaterial in dünner Schicht ausbreitet. Es ist besonders darauf zu achten, daß in Ausstrichpräparaten von Knochenmarkpunktaten genügend dünne Stellen vorhanden sind, die infolge gleichmäßiger Verteilung unversehrt und möglichst nahe zusammenliegender Zellelemente eine einwandfreie Beurteilung ermöglichen. Dicke Markausstriche sind für die morphologische Diagnostik gewöhnlich ungeeignet (Knochenmark-Ausstrichtechnik s.a. Boll, I., in „Zytologische Knochenmarkdiagnostik").

Die *Färbung* der Blut- und Knochenmarkausstriche darf nicht schematisch erfolgen, obwohl gewisse Standardrichtlinien als brauchbare Grundlage des konventionellen Färbevorganges bestehen. Die zumeist angewandte Färbung nach *Pappenheim* beginnt mit kurzfristiger Einwirkung der Farblösung nach *May-Grünwald* (Dauer 4–6 min), wobei gleichzeitig eine Alkoholfixierung der Präparate stattfindet. Bis dahin kann schematisch vorgegangen werden. Die oft empfohlene nachfolgende Differenzierung mit neutralem Aqua dest. bedeutet keinen nennenswerten Gewinn und darf durch einfaches Abspülen der Präparate (ebenfalls mit Aqua dest.) ersetzt werden. Die jetzt anschließende Färbung mit verdünnter Giemsa-Lösung muß bezüglich Farbstoffkonzentration und Färbedauer für die Belange jedes einzelnen Labors ausgetestet werden. Entscheidend ist dabei der pH-Wert des verwendeten Aqua dest., der möglichst neutral sein soll. Diese Idealforderung läßt sich bekanntlich in der Praxis niemals erfüllen, woraus aber auch keine Nachteile resultieren, solange starke Abweichungen im pH-Wert erkannt und vermieden werden und die Färbezeit bei gering saurem pH etwas verlängert, im gegenteiligen Falle entsprechend verkürzt wird. Wenn mit diesem Vorgehen eine gute panoptische Färbung nicht zu erreichen ist, wird folgende Pufferung der

Giemsa-Lösung, die sich uns bewährt hat, empfohlen: 10 ml reine Giemsa-Lösung + 200 ml Pufferlösung + 1000 ml Aqua bidest. Pufferlösung: 1,8 ml 0,1 n NaOH + 100 ml Lithium-Standard-Stammlösung (sonst für flammenfotometrische Serumanalysen, Fa. Netheler & Hinz). Färbedauer mit diesem Farbstoff-Puffergemisch 15–20 min. Schließlich müssen die regelmäßige Reinigung der zum Ansatz der Giemsa-Lösung verwendeten Glasgefäße sowie ein gelegentliches Filtrieren der Farb-Stammlösungen beachtet werden.

Spezialfärbungen und *zytochemische Methoden* finden im Anhang besondere Erwähnung. Die ordnungsgemäße *mikroskopische Betrachtung der Ausstrichpräparate* erfolgt zunächst mit den Objektiven 10 und 40, um eine schnelle Übersicht bezüglich Quantität und Qualität des jeweiligen Zellbildes zu erhalten. Dabei empfiehlt sich das Auflegen eines dünnen Deckgläschens zur Minderung der Lichtstreuung an der Ausstrichoberfläche; bei Verwendung der Trockenimmersion 40 können auf diese Weise bereits viele Zelldiagnosen ohne weiteres gestellt werden; lediglich die Beurteilung der Erythrozytenmorphologie muß stets mit der Ölimmersion erfolgen. Die eigentliche Differenzierung des Blutausstriches findet mit Hilfe der Ölimmersion statt. Man durchmustert mäanderförmig das letzte Drittel des Ausstrichpräparates, läßt jedoch die Endausläufer unberücksichtigt, da hier weiße Zellelemente in z.T. lädiertem Zustand artefiziell angereichert sind, wodurch falsche Zählergebnisse entstehen können. Andererseits kann in diesem Bereich, ebenso auch in den Randpartien, gezielt nach pathologischen Zellen gesucht werden. Hinsichtlich einer exakten Beurteilung der Erythrozytenmorphologie ist zu berücksichtigen, daß in allzu dünnen oder dicken Ausstrichstellen die Gestalt der roten Blutkörperchen willkürlich verändert wird.

Markpunktate sollen ebenfalls zunächst mit den Trockenobjektiven durchmustert werden, um einen allgemeinen Überblick über das Zellbild zu erhalten und lokalisierte Veränderungen (Geschwulstzellennester, Granulome) nicht zu übersehen. Auffällige Befunde klärt man jeweils mit der *Ölimmersion,* deren Verwendung im zweiten Teil der Untersuchung dominiert. Nur eine solche kombinierte Analyse des Markpunktates kann Anspruch auf Vollständigkeit erheben; sie ist einer Auszählung von wenigstens 1000 Zellen nahezu gleichwertig. Auf die quanti-qualitative Differenzierung von Knochenmarkausstrichen kann in der Regel verzichtet werden, sofern nicht spezielle Fragestellungen zu beantworten sind (z.B. Feststellung des Blastenanteils).

Abschließend sei noch darauf hingewiesen, daß für jeden hämatologisch Interessierten das Sammeln von Präparaten, am besten in einem 100 Objektträger fassenden Kasten, außerordentlich wertvoll ist. Dafür müssen die Präparate sorgfältig von Immersionsöl befreit werden, wozu weiche Zellstoff- oder Mullstreifen, ausreichend mit Xylol getränkt, Verwendung finden. Anderenfalls besteht die Gefahr eines Ausbleichens der Farbstoffe durch die Wirkung des Immersionsöles.

Leitsatz zur hämatologisch-mikroskopischen Diagnostik: Nur die Synopse von Blut- und Knochenmarkuntersuchungen ermöglicht eine abgerundete Diagnose.

1.2 Herstellung eines Leukozytenkonzentrates

4,5 ml Venenblut werden in einem Zentrifugenröhrchen (lichte Weite max. 1,5 cm) zu 0,5 ml Na-Citrat, 3,2%ig, gegeben, vorsichtig vermischt und bei 1500 Umdrehungen für 15 min zentrifugiert (Abb. 1, Punkte 1, 2). Nach Abhebern des überstehenden Plasmas (3) werden mit fein ausgezogener Pipette von der sich weiß markierenden Leukozytenschicht 0,2 bis 0,3 ml abgesaugt (4). Gleichzeitig dürfen kleine Anteile aus der Erythrozytenschicht in die Pipette gelangen. Mehrere Tropfen des abgesaugten Sedimentes werden auf Objektträgern wie ein Blutausstrich ausgestrichen (5) und nach *Pappenheim* bzw. mit zytochemischen Methoden gefärbt.

Indikationen für ein Leukozytenkonzentrat:

- ▷ Zellanreicherung bei Leukopenie.
- ▷ Suche nach pathologischen Zellen bei Leukopenie.
- ▷ Zellanreicherung bei Leukopenie für zytochemische Reaktionen.
- ▷ Remissions- und Rezidivdiagnostik bei akuten Leukosen.
- ▷ Zellanreicherung zur Drumstick-Suche.

Genereller Hinweis für die Bewertung der mikrofotografischen Größenordnungen:
Die überwiegende Mehrzahl der Zellbilder entspricht einer Vergrößerung von 1000× bzw. 1200×. Kleinere Vergrößerungen werden mit dem jeweiligen Maßstab oder durch den Begriff „Übersicht“ gekennzeichnet.

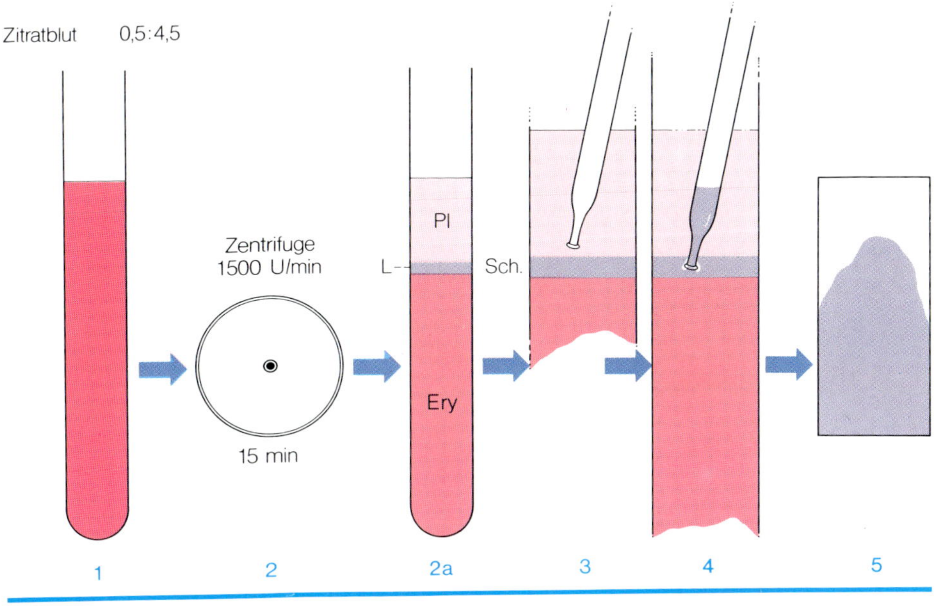

Abb. 1. Herstellung eines Leukozytenkonzentrates

Abb. 2a. Schematische, elektronenoptische Darstellung von Organellen in Zellen der blutbildenden Gewebe ▶

1 Zellkern (Nukleus), DNS-haltig, Träger der Chromosomen
2 Kernkörperchen (Nukleolus), RNS-haltig
3 Zytoplasma, RNS-haltig durch (2) und (9)
4 Golgi-Komplex mit Zentriolen
5 Mitochondrien
6 spezifische Granulationen (neutrophil, basophil, eosinophil)
7 Vakuole
8 Lysosomen (z. B. azurophile Granulation)
9 Polyribosomen, RNS-Träger (lichtmikroskopisch nur durch Plasmabasophilie erkennbar)
10 endoplasmatisches Retikulum (nur selten als diskrete streifige Aufhellung im Zytoplasma lichtoptisch zu erfassen [z. B. in Plasmazellen])

Abb. 2b. Zellmodell wie Abb. 2a. Fixiert und panoptisch gefärbt, Lichtmikroskop, Ölimmersion × 1000 (Bezifferung wie Abb. 2a) ▶

1–3 mit Elektronenmikroskopie weitgehend identisch
4 perinukleäre Aufhellung (Zentrosphäre)
5 feinste Aufhellungen im Zytoplasma (lipoidhaltige Mitochondrien durch Alkoholfixierung gelöst!)
6 durch panoptische Färbung noch differenziertere Darstellung als im Elektronenmikroskop
7 auch lichtmikroskopisch Vakuole (meist Fett-Tropfen)
8 feinste rotviolette Granula

2 Die wichtigsten Zellstrukturen

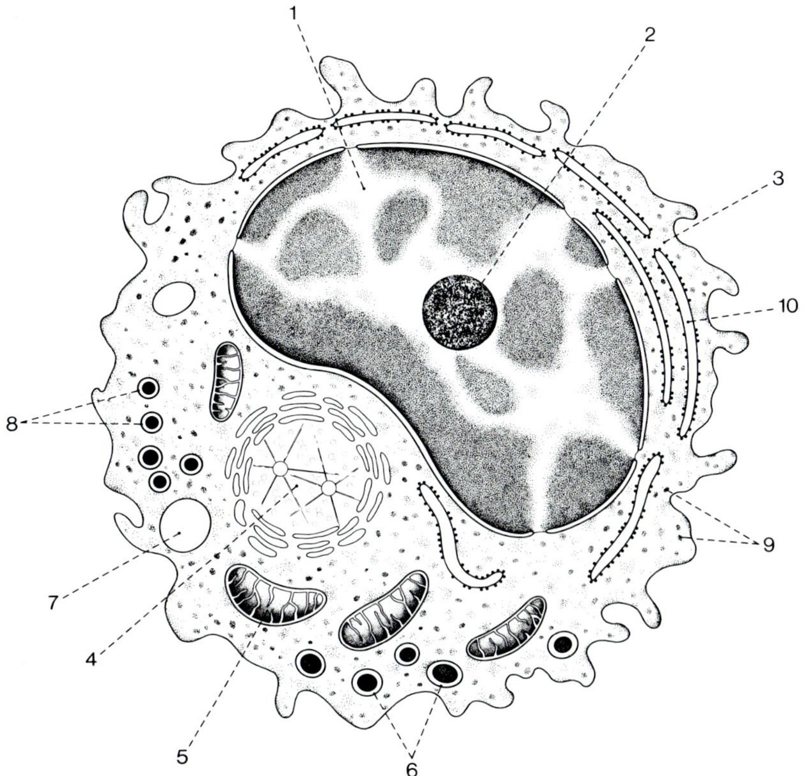

2a

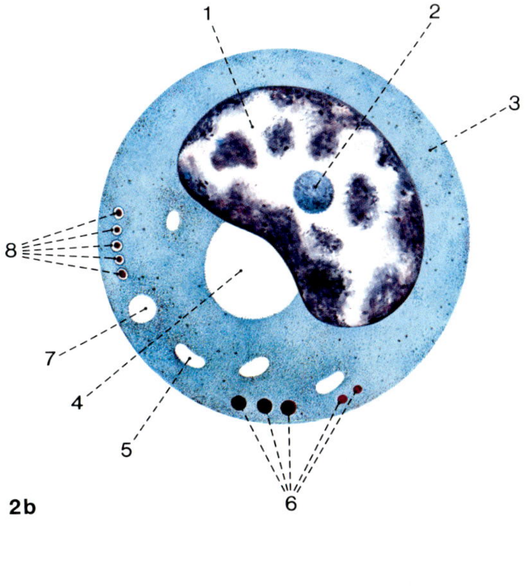

2b

Abb. 3. Stammbaum der Hämatopoese ▶
(theoretisches Modell nach M. Bessis)
1 omnipotente Stammzelle
2 pluripotente hämopoetische Stammzelle
3 lymphatische Stammzelle
4–7 „committed" Stammzellen der Myelopoese (Erythro-, Granulo-, Thrombo- und Monozytopoese)
8 lymphatische Vorläuferzelle der B-Zellreihe
9 lymphatische Vorläuferzelle der T-Zellreihe
(linkes hellblaues Feld: mikroskopisch nicht erkennbare Zellformen)

3 Normale Morphologie der Blut- und Knochenmarkszellen

3.1 Stammbaum der Hämatopoese

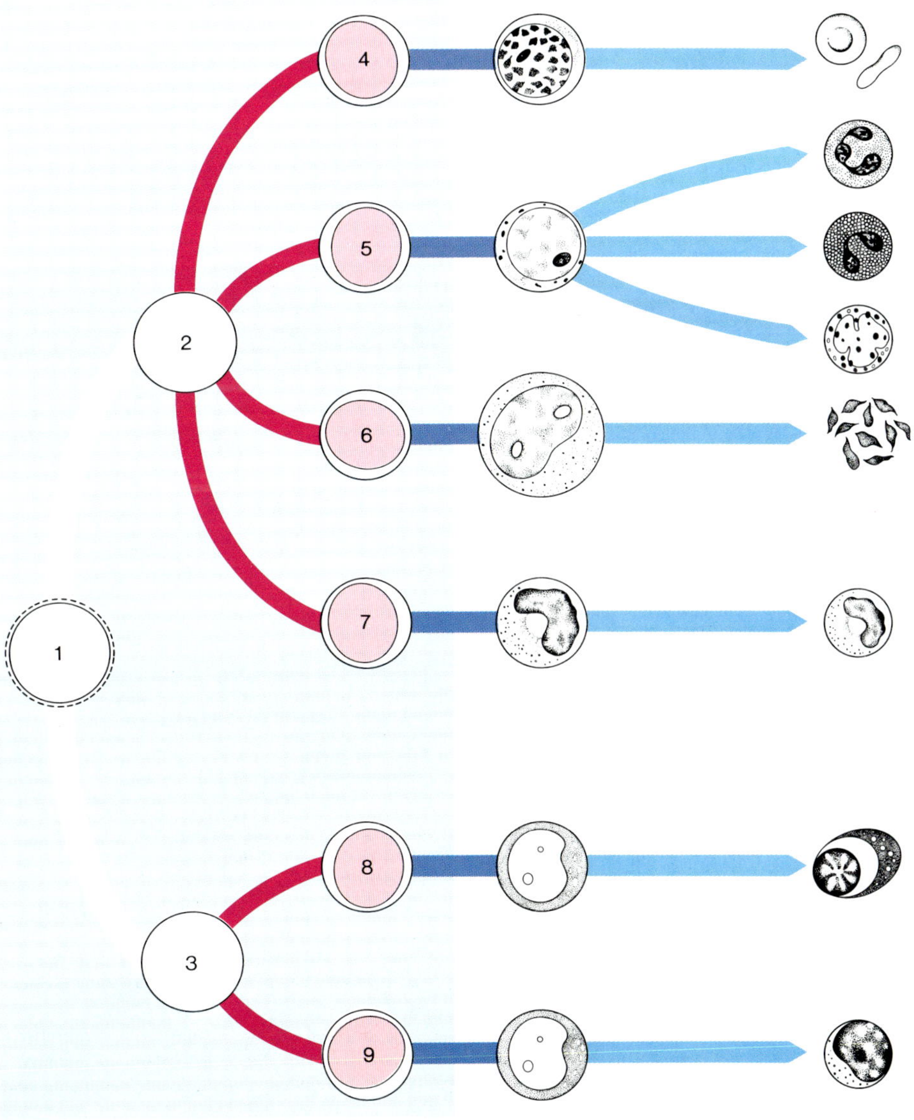

3.2 Erythropoese

3.2.1 Entwicklungsreihe der roten Blutzellen im Knochenmark

Proerythroblast (Abb. 4a–c): Unreifste und damit größte Zelle der Erythropoese. Kern rund, dunkelviolett, dichtgefügte gleichmäßige Chromatinstruktur, drei bis fünf nur undeutlich hervortretende Nukleolen. Zytoplasma kornblumenblau mit fleck- oder sichelförmigen Aufhellungsbezirken *(Hyaloplasma),* der Golgi-Zone und lipoidhaltigen Mitochondrien entsprechend. Empfindlichkeit gegenüber mechanischen Läsionen bedingt Neigung zu *Plasmaausstülpungen* („Öhrchen"). Bei Mitosen siebförmige Aufhellungen im gesamten Zytoplasma, hervorgerufen durch diffuse Verteilung der Mitochondrien.

Makroblast (Abb. 4a, b): Durch sog. *hemi-heteroplastische* Teilung des Proerythroblasten entstandene Zellform, diesem morphologisch sehr ähnlich, nur Zelldurchmesser geringer. Kernstruktur manchmal unterschiedlich dicht, so daß bereits gewisse Übergänge zur nachfolgenden Zellklasse erkennbar werden.

Durch Reifeteilung entstehende Zellformen

Normoblast, basophil (Abb. 4d): Zelldurchmesser nimmt im Vergleich zum Makroblasten weiter ab. Kern rund, spezifisch *gefeldertes Chromatin mit starken Kontrasten* (helle Furchen zwischen dunkelvioletten Chromatinschollen), nicht ganz zu Recht auch als *„Radspeichenstruktur"* bezeichnet. Zytoplasma von mittelstarker Basophilie.

Normoblast, polychromatisch (Abb. 4e): Zellgestalt und Kernstruktur dem basophilen Normoblasten weitgehend gleich, Zelldurchmesser weiter abnehmend. Farbton des Zytoplasma blaugrauviolett (Mischfarbe entsteht durch progressive Hämoglobinisierung = *beginnende Oxyphilie*).

Normoblast, orthochromatisch (oxyphil) (Abb. 4f): In dieser Zellklasse fortlaufende Reduktion der Kerngröße. Parallel gehende Verdichtung (Pyknose) des Kernchromatins bis zum Stadium eines homogen *schwarz gefärbten Restkernes.* Zytoplasma graugelblichrot, am äußeren Rand oft unscharf begrenzt. Stadium der kompletten Hämoglobinisierung.

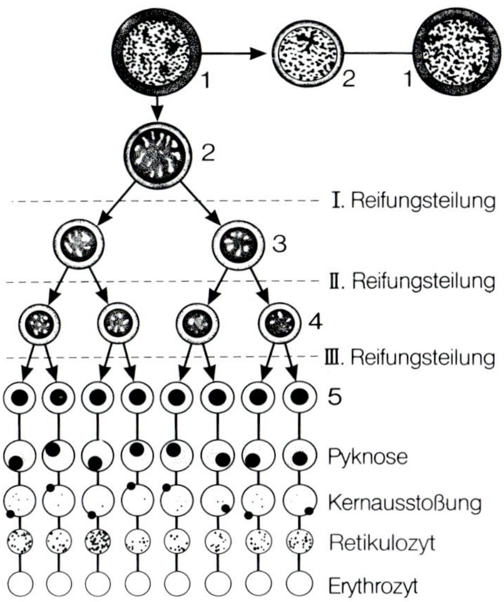

4a

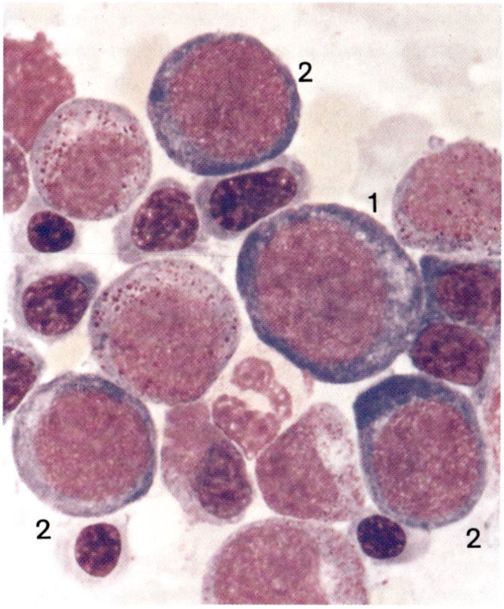

4b

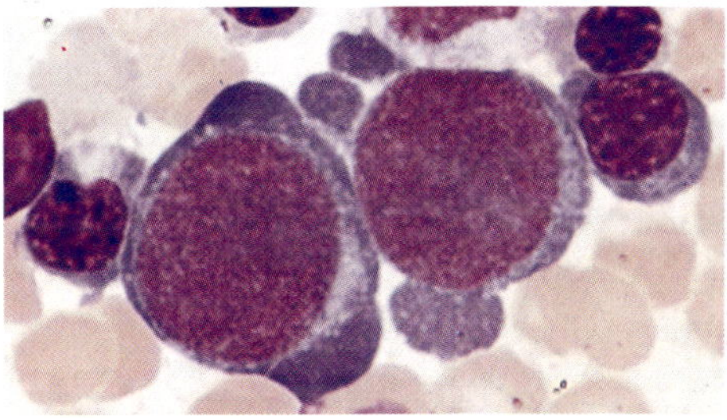

4c

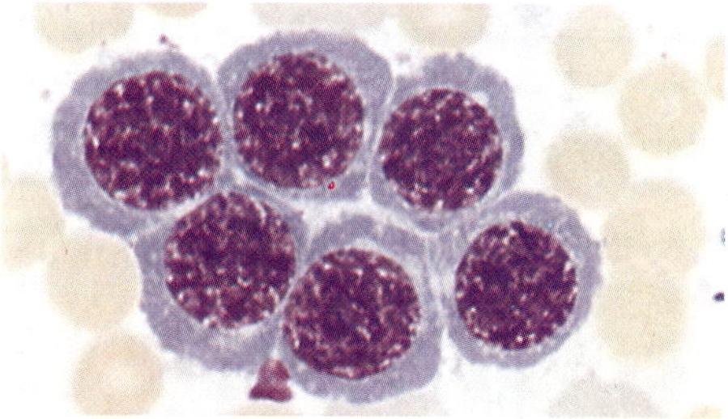

4d

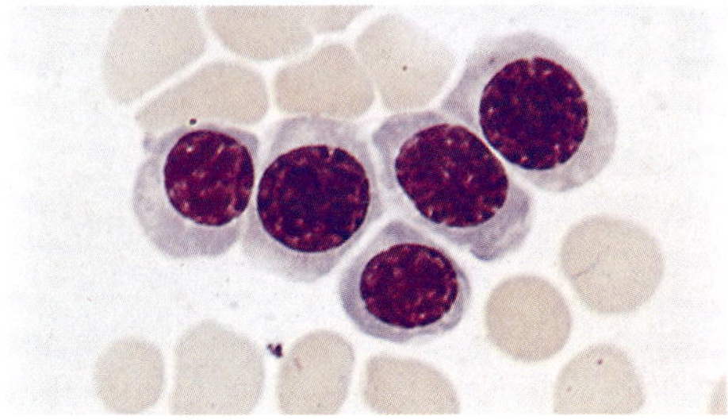

4e

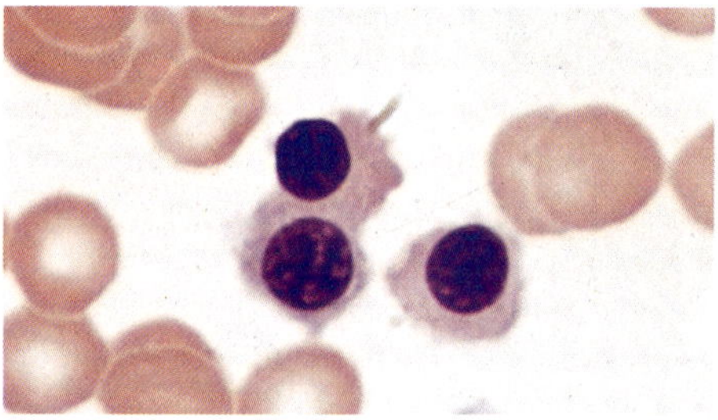

4f

Abb. 4. Erythropoese

a) Erythron = Stammbaum der erythropoetischen Zellelemente (1–5)
b) Proerythroblast (1) und Makroblasten (2)
c) Proerythroblasten (1) mit typischen Plasmaausstülpungen
d) basophile Normoblasten (3)
e) polychromatische Normoblasten (4)
f) orthochromatische Normoblasten, z.T. mit beginnender Kernpyknose (5)

NB: Die Zahlen hinter den einzelnen Zelltypen entsprechen den arabischen Zahlen im Schema.

Phase der Entkernung des Normoblasten, Ausschwemmung kernloser roter Zellelemente in das periphere Blut und Innenstrukturen der Erythrozyten

Retikulozyt (Abb. 5a): Charakterisiert durch die Substantia granulo- oder reticulofilamentosa = körnige oder fädige bzw. *netzförmige Innenstruktur* in ca. 5–15‰ aller Erythrozyten, nur nach Vitalfärbung mit Brillantkresylblau sichtbar. Farbwerte: Erythrozyt zart grünblau, Substantia reticulofilamentosa schwarzblau. Pathologische Abart: *Achromoretikulozyt* = Substantia reticulofilamentosa ohne sichtbaren Zellkörper; oft Kunstprodukte.

Morphologische Äquivalente des Retikulozyten

Polychromasie (Abb. 5b): Violette Tingierung einzelner Erythrozyten bei Färbung nach Pappenheim, der Darstellung einer feinsten basophilen Punktierung entsprechend. Somit gleichfalls *regeneratorisches Phänomen.*

Basophile Punktierung der Erythrozyten (Abb. 5c): = diffus in der Zelle verteilte, feinste schwarzblaue Tüpfelung, nur bei konventioneller Pappenheim-Färbung oder Spezialfärbung nach *Manson-Schwarz* mit alkalischer 1%iger Methylenblaulösung zu erkennen. Basophil punktierte Erythrozyten im Normalblut kaum sichtbar. Vermehrtes Auftreten geht stets mit *Retikulozytose* parallel und ist Ausdruck einer verstärkten *Regeneration der Erythropoese* oder Hb-Synthesestörung (s. hämolytische Anämien, Bleivergiftung). Die basophile Punktierung entspricht RNS-haltigen aggregierten Ribosomen und entsteht als Trocknungsprodukt des Blutausstriches.

Die zuvor beschriebenen Erscheinungsformen der basophilen Substanz in den Erythrozyten sind RNS-haltige Restbestandteile aus dem Zytoplasma der Proerythroblasten (Ribosomen). Polychromatische Erythrozyten (= Retikulozyten) sind stets größer als Normozyten; ihre Membran ist vielfach eingestülpt oder gefältelt.

Das Endprodukt der Erythropoese

Erythrozyt (Normozyt) (Abb. 5d): Rötlich gefärbte Ringfiguren von nahezu gleicher Größe ohne Innenstrukturen (Durchmesser 7–8 μ). Zentrale Aufhellung infolge bikonkaver Scheibenform.

Weitere Innenstrukturen

Jolly-Körper (Howell-Jollysche Körperchen) (Abb. 5e): DNS-haltige Kernreste in Erythrozyten (aberrierte Chromosomen?). Zeichen für fehlende Milzfunktion.

Cabotscher Ring (Abb. 5f): Pathologischer schleifenförmiger Einschluß in Erythrozyten bei Dyserythropoese oder extramedullärer Blutbildung. Entsteht während der Erythroblastenmitose (abnorme Mikrotubuli?).

Sideroblast (physiologischer Typ) (Abb. 5g): = Ferritinmoleküle, die als sog. Siderosomen (bis 5 sind normal) in 20–60% der Normoblasten vorhanden sind. Sie fehlen bei Fe-Mangel und auch bei Infektanämie.

Siderozyten (Abb. 5h): Enthalten Sidero-Mitochondrien, meist in Retiku-

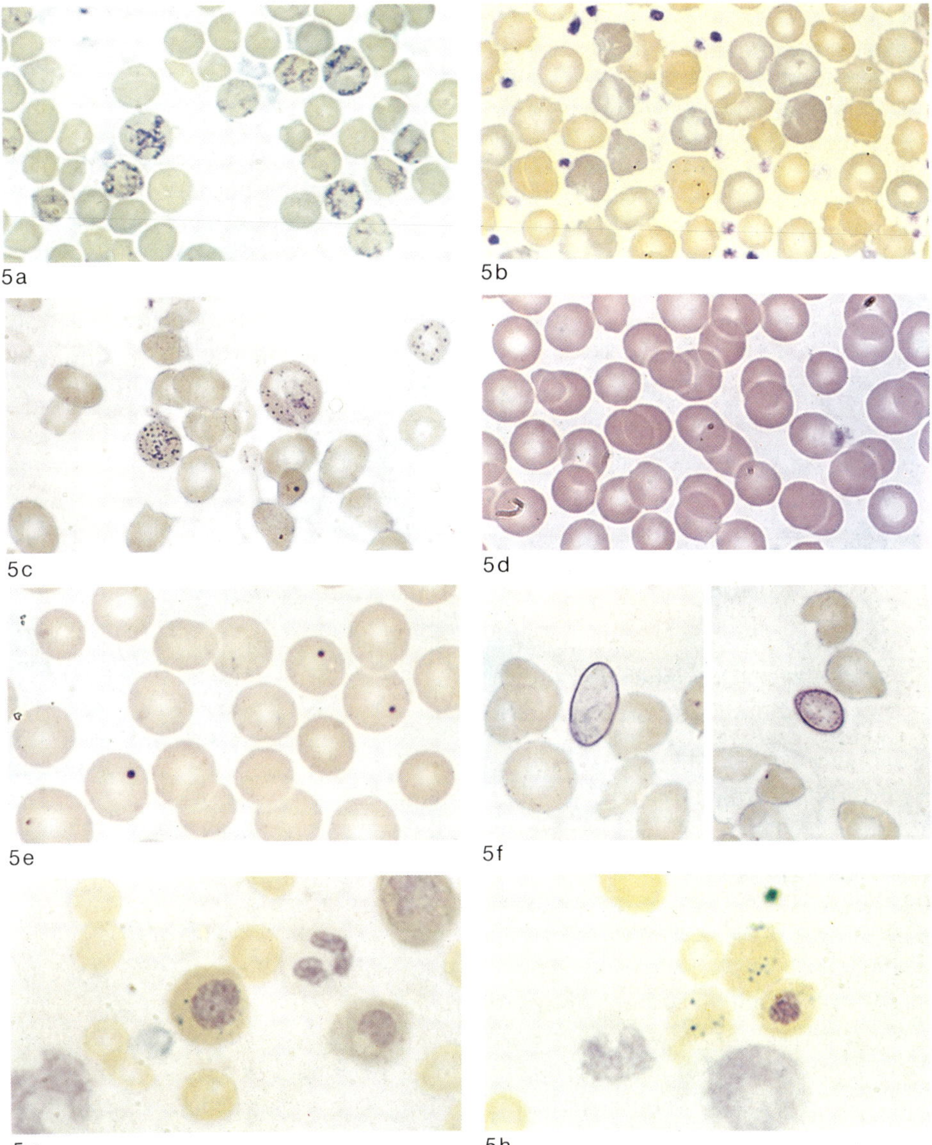

Abb. 5. Innenstrukturen der Erythrozyten

lozyten nachweisbar. Ohne wesentliche diagnostische Bedeutung.

3.2.2 Leitsätze zur Erythropoese

▷ Zellen und insbesondere Zellkerne *stets rund!*

▷ Zytoplasma basophil = Anwesenheit von Ribonukleinsäure (RNS) = Zeichen der Unreife bzw. mangelhafter Hämoglobinisierung!

▷ Zytoplasma oxyphil = Anwesenheit von Hämoglobin = Zeichen der Reife!

- ▷ Zytoplasma der kernhaltigen Erythrozytenvorstufen stets frei von spezifischer Granulation!
- ▷ Substantia reticulofilamentosa, basophile Punktierung der Erythrozyten und Polychromasie sind identische Zelleigenschaften und Ausdruck einer regeneratorischen bzw. pseudoregeneratorischen Erythropoese oder einer Hb-Synthesestörung.
- ▷ Kernhaltige rote Zellelemente sind kein physiologischer Bestandteil des peripheren Blutes (= Blutausstriches).

3.3 Granulopoese

3.3.1 Entwicklungsreihe der weißen Blutbildung im Knochenmark

Myeloblast (Abb. 6a–c; 9): Unreifste Zellform der Granulopoese, nur spärlich im Knochenmark vertreten. Zelldurchmesser wenig geringer als der des Proerythroblasten. Uneinheitliche Zellform, Kern häufig oval und an einer Seite leicht eingebuchtet, Chromatin feinfädig-engmaschig transparent. Zwei bis fünf deutlich sichtbare Nukleolen, die konfluieren können. Zytoplasma schmal, mittelstark bis schwach basophil. Wenig ausgeprägte perinukleäre Aufhellungszone. Typ I: ohne Granulationen, Typ II: mit beginnender Azurgranulation (Abb. 6d).

Promyelozyt (Abb. 7a–d): Aus verschiedenartigen Elementen zusammengesetzte Zellklasse, wobei insbesondere hinsichtlich Kern-Plasma-Relation und Granulationsdichte Varianten bestehen.

Grundsätzlich einheitliche Zelleigenschaften: Kern oval, oft einseitig abgeflacht oder eingebuchtet, Chromatin von mittlerer Dichte, Maschenwerk inhomogen, Nukleolen oft sichtbar. Zytoplasma mittel-hellblau, kleine fleckförmige Aufhellungszone in Nähe der Kernbucht (Zentrosphäre), azurophile (= rotviolette) Granulation.

Promyelozyt I (Abb. 7a–d): Häufigste Zellklasse der unreifen Granulopoese. Jüngste Formen zeigen noch enge morphologische Verwandtschaft mit dem Myeloblasten. Kern enthält oft sichtbare Nukleolen, Zytoplasma zeigt deutliche Azurgranula.

Der voll entwickelte Promyelozyt I ist die *größte Zellform der weißen Reihe,* bedingt durch Größenzunahme des Zytoplasma. Es enthält reichlich azurophile Granula, z. T. von gröberem Korn. Gelegentlich nachweisbare Plasmaabsprengungen mit typischer Granulation.

Durch Reifeteilung entstehende Zellformen

Promyelozyt II oder halbreifer Myelozyt (Abb. 8a; 9): Reduktion des Zelldurchmessers, Abnahme der Nukleolen, Verminderung der Plasmabasophilie und der azurophilen Granulation. Gelegentlich schon beginnende Farbtönung des Zytoplasma wie nachfolgend beschrieben.

Myelozyt, neutrophil (erstes Auftreten der spezifischen Granulation) (Abb. 8b; 9): Weitere Verringerung des Zelldurchmessers und der Kerngröße. Chromatinstruktur beginnend *grobschollig,* Nukleolen nur noch selten sichtbar. Zytoplasma zart grau-

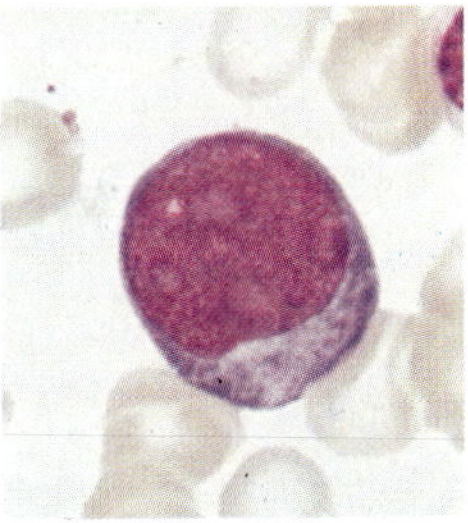
6a

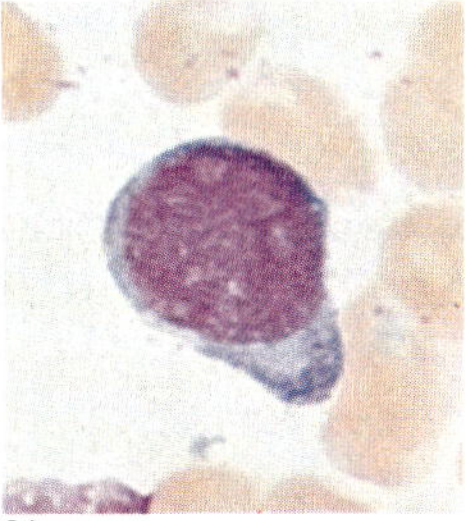
6b

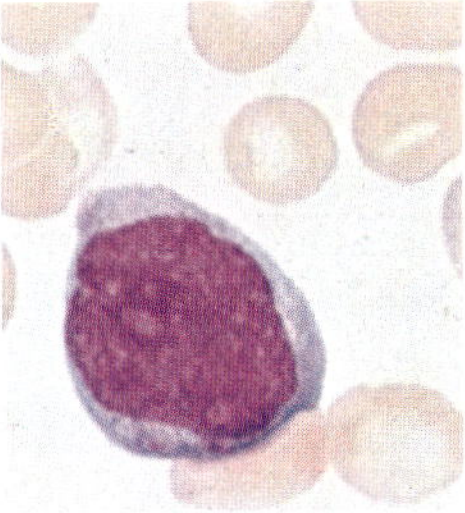
6c

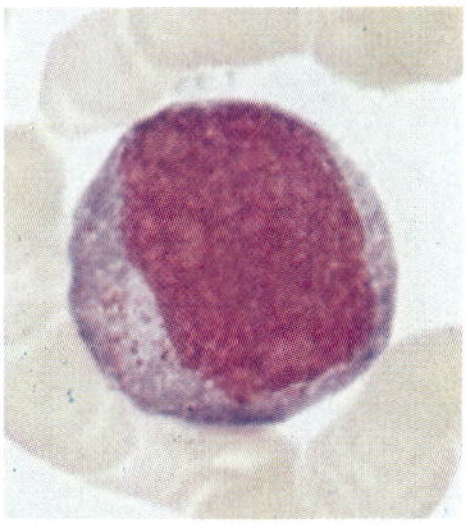
6d

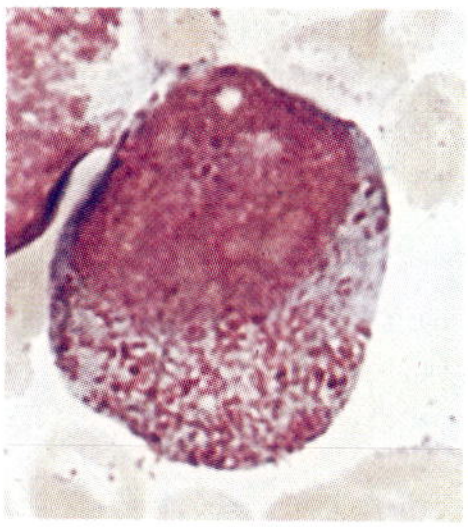
7a

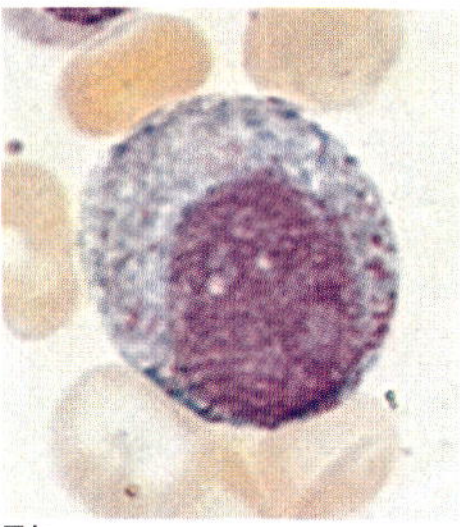
7b

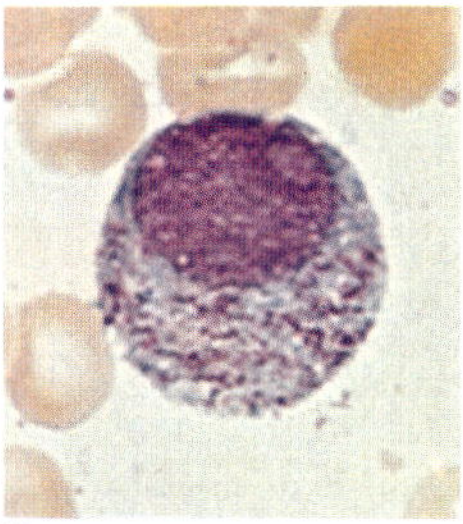
7c

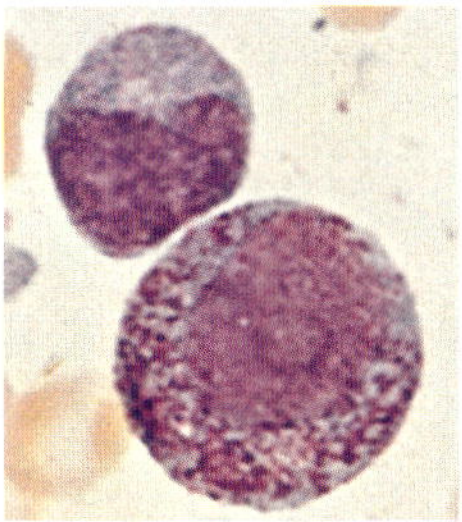
7d

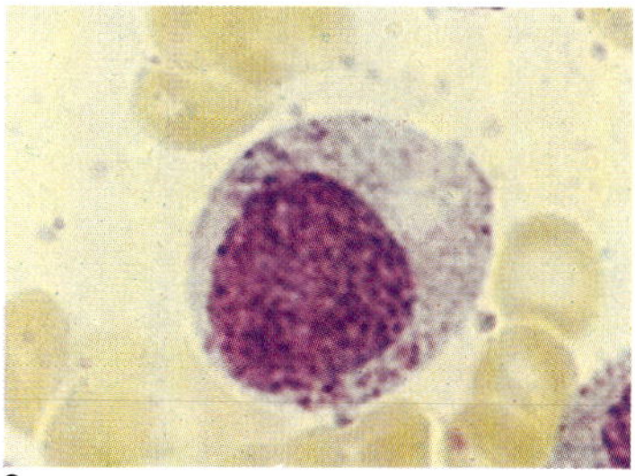
8a

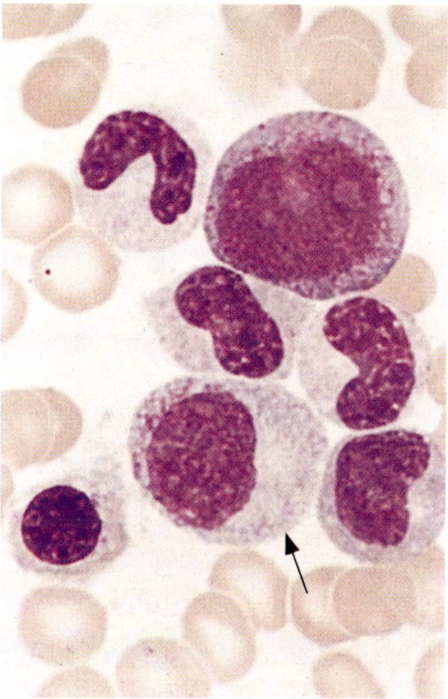
8b

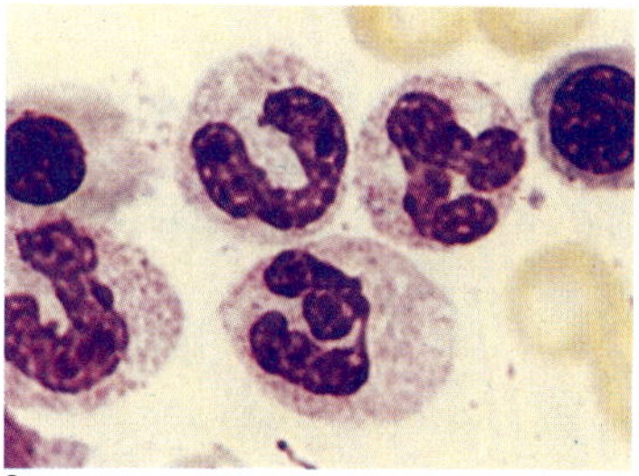
8c

Abb. 6. a)–d) Myeloblasten aus normalem Knochenmark
In a)–c) Typ I, in d) Typ II

Abb. 7. a)–d) Verschiedene Promyelozytenformen
In b) wenig azurgranuliert, in c) Tendenz der Zellgröße zum Promyelozyten II

Abb. 8. Entwicklungsstufen der neutrophilen Granulozyten
a) Promyelozyt II
b) Promyelozyt I, neutrophiler Myelozyt (↗), drei neutrophile Metamyelozyten, ein Stabkerniger (und ein Normoblast)
c) zwei neutrophile Stabkernige und zwei Segmentkernige

braun oder rosa-braun, nicht mehr basophil. Feinste bräunlich-violette (= neutrophile) Granula treten an die Stelle der azurophilen Granulation. *Markanter heller Fleck* im Bereich der stärker vertieften Kernbucht (Zentrosphäre).

Ende der Reifeteilungen. Weitere Zellentwicklung durch Kernreifung

Metamyelozyt (Jugendlicher), neutrophil (Abb. 8b; 9): Zellkern zur typischen *Bohnen-* oder *Nierenform* umgebildet. Chromatin grobschollig, an beiden Polenden besonders fleckförmig verdichtet. Zytoplasma wie neutrophiler Myelozyt ohne Zentrosphäre.

Stadium der physiologischen Zellemigration in das periphere Blut

Stabkerniger Granulozyt (Leukozyt), neutrophil (Abb. 8b, c): Verschmälerung der Kerngestalt, Ausbildung *C-* oder *S-förmiger Kernformen* ohne erkennbare Schnürfurchen *(Bandform)*. Weitere Vergröberung der Chromatinschollen *(Leopardenmuster)*. Zytoplasma wie Metamyelozyt.

Segmentkerniger Granulozyt (Leukozyt), neutrophil (Abb. 8c): Diese Zellklasse umfaßt sämtliche reifen Leukozyten, deren Kerne Segmente mit fädigen Verbindungen aufweisen. Überwiegend werden drei bis fünf Segmente gefunden; aktuelle zytodiagnostische Kriterien s. Leitsätze S. 20. Kernchromatin und Zytoplasma wie stabkerniger Granulozyt.

3.3.2 Die sog. geschlechtsspezifischen Kernanhangsgebilde der Granulozyten (Abb. 11)

drumstick:	Nachweis von mindestens 6/500 Granulozyten beweisend für weibliches Geschlecht
sessile nodule:	Drumstick-Vorstufe (♀)
small club:	unspezifisch, häufiger bei ♂
racket:	unspezifisch (selten)

3.3.3 Entwicklung der eosinophilen Leukozyten

Eosinophiloblast: Unter physiologischen Bedingungen nicht sicher im Knochenmark abzugrenzen.

Eosinophiler Promyelozyt (Abb. 12a; 13a): Typische Zelleigenschaften eines Promyelozyten, jedoch zusätzlich *Einlagerung von eosinophilen Granula* im Zytoplasma, die je nach Anzahl die azurophile Granulation überdecken. In Abhängigkeit von der Färbung (pH-Wert der wäßrigen Giemsa-Lösung) erscheinen die eosinophilen Granula als schwarzgraue, graubraune, rostfarbene oder ziegelrote kleine Kugeln, die gelegentlich auch den Zellkern überlagern. Schwarzgraue Granula sind unreifer als rötlich gefärbte und werden deshalb nur in den Vorstufen der eosinophilen Leukozyten angetroffen.

Eosinophiler Myelozyt (Abb. 12b; 13b): Häufiger im Knochenmark anzutreffen als eos. Promyelozyt. Verhalten von Kern und Kern-Plasma-Relation wie beim neutrophilen Myelozyten. Zytoplasma erfüllt von eosinophi-

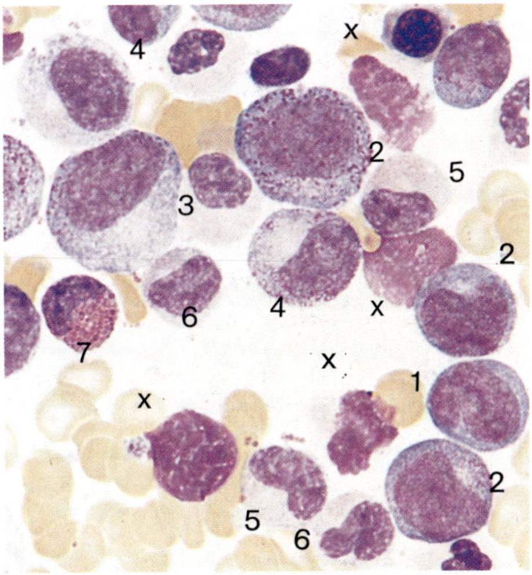

9

Abb. 9. Normale Granulopoese im Knochenmark
1 Myeloblast
2 Promyelozyt I
3 Promyelozyt II
4 neutrophiler Myelozyt
5 neutrophiler Metamyelozyt
6 Übergang zum Stabkernigen
7 eosinophiler Stabkerniger
× Artefakte

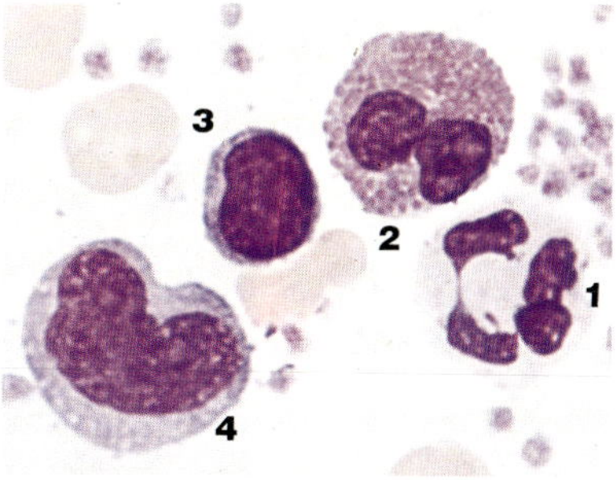

10 a

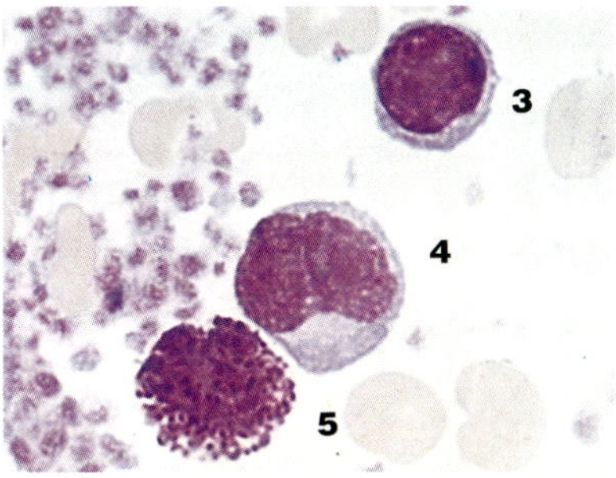

10 b

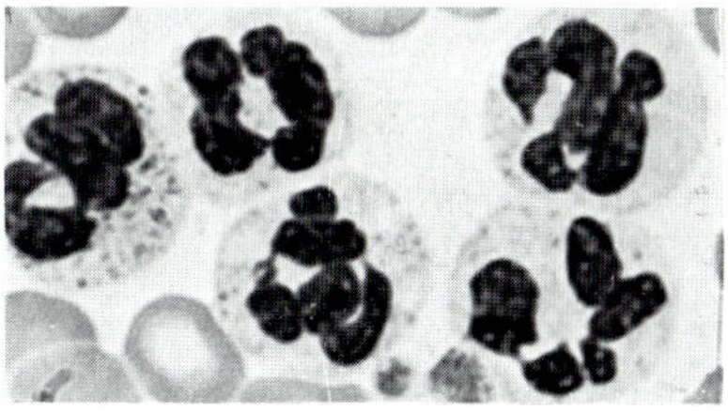

10 c

Abb. 10.
a), b): **Normale Zellelemente im Blutausstrich:** 1 Granulozyt (mit small club), 2 Eosinophiler, 3 Lymphozyt, 4 Monozyt, 5 Basophiler; daneben zahlreiche Thrombozyten.
c) neutrophile Granulozyten, z. T. übersegmentiert (Rechtsverschiebung)

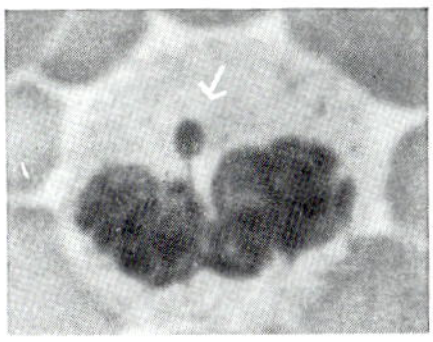

11 a

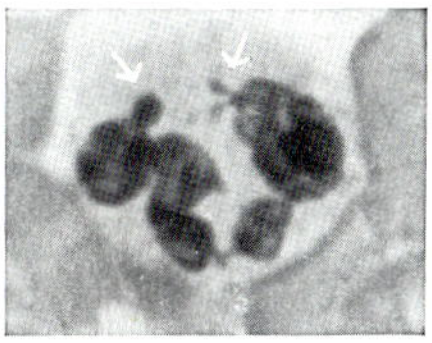

11 b

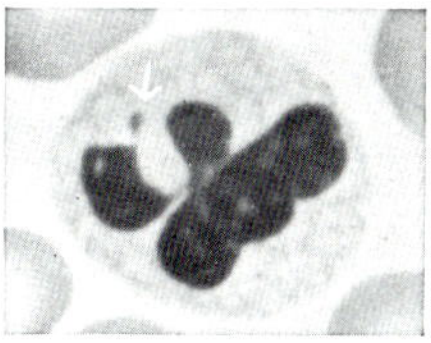

11 c

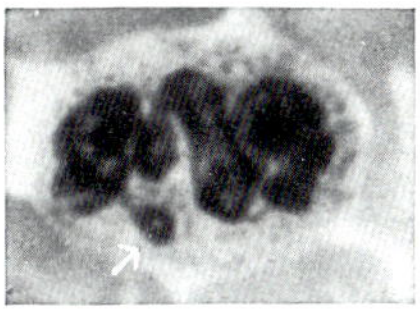

11 d

Abb. 11. Geschlechtsspezifische und -unspezifische Kernanhangsgebilde der segmentkernigen Leukozyten (↙)

a) drumstick
b) links sessile nodule und rechts small clubs
c) small club d) racket

len Granula, die vorwiegend rotbraune oder rötliche Farbtöne aufweisen. Nicht von Granula bedeckte Zytoplasmaanteile lassen milde Basophilie erkennen.

Eosinophiler Metamyelozyt (Abb. 12c; 13c) und **eosinophiler stabkerniger Leukozyt:** Infolge schneller Kernreifung sind diese beiden Zellklassen *selten.* Morphologisch entsprechen sie den äquivalenten Formen der neutrophilen Reihe, jedoch ausgestattet mit reifen eosinophilen Granula.

Eosinophiler segmentkerniger Leukozyt (Abb. 13d; 14): Reifste Zellform der eosinophilen Granulopoese, zur *Emigration in das periphere Blut* befähigt. Kern überwiegend doppelt segmentiert (Zwickerform) mit feinfädiger Segmentbrücke. Chromatin grobschollig und in Segmentmitte fleckförmig hervortretend. Zytoplasma meist vollständig von reifen eosinophilen Granula erfüllt, deren Kaliber unterschiedlich sein kann. Grundfarbe des Zytoplasma hell-basophil, nur in granulafreien Bezirken erkennbar.

3.3.4 Entwicklung der basophilen Leukozyten

Basophiloblast (Abb. 15a): Außerordentlich selten im Knochenmark anzutreffende Zelle mit *myeloblastenartigem Kern,* dessen Chromatin mehr oder weniger dicht erscheint. Nukleolen nur undeutlich oder überhaupt nicht sichtbar. Zytoplasma mäßig weit, einige dunkelviolette (= basophile) Granula von variierender Größe enthaltend. Daneben kleine Vakuolen, ausgewaschenen Granula entsprechend. Basophile Granula überlagern gelegentlich auch den Zellkern. Selten Mitosen.

Stadium einer wenig differenzierten Kernreifung ohne Ausbildung typischer myelozytärer Zwischenstufen

Basophiler Leukozyt (Abb. 15b–d): Zellform mit spärlichen Reifezeichen. Kern meist nur an mehreren Stellen eingebuchtet *(Kleeblattform),* sonst plump segmentiert. Chromatin mäßig gefleckt, nicht ausgesprochen grobschollig. Zytoplasma relativ schmal, mit intensiv basophilen Granula locker durchsetzt, die gern einen kranzförmigen Randsaum bilden. Grundfarbe des Zytoplasma blaßblau-blaßrosa. Nicht selten Vakuolen als Äquivalent eluierter Granula. Kern von spezifischer Granulation teilweise überdeckt.

3.3.5 Entwicklung der Monozyten

Monoblast = im normalen Knochenmark nicht sicher vom Myeloblasten abzugrenzen.

Promonozyt (sichere Differenzierung nur zytochemisch: unspezifische Esterase) (Abb. 16b): Große Zellform mit vorwiegend *promyelozytären* Eigenschaften, nur im Knochenmark anzutreffen. Kern mit einseitiger, manchmal unregelmäßiger Einbuchtung, Chromatin locker, beginnend grobfädig. Vereinzelte Nukleolen sichtbar. Weites, hell-basophiles Zytoplasma mit kleiner Zentrosphäre, zart azurgranuliert. Fließende Übergänge zur nachfolgenden Zellklasse.

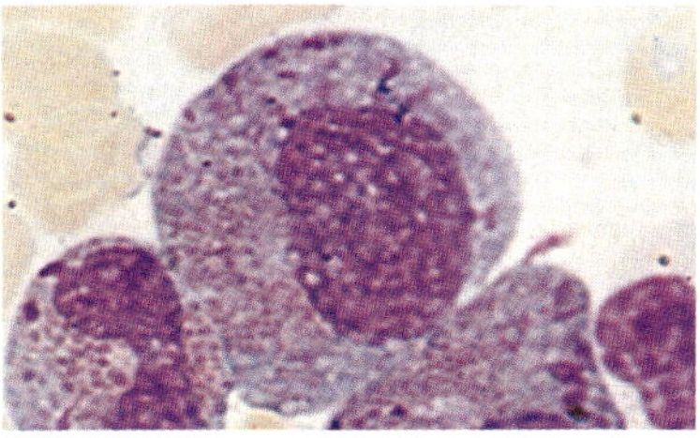

12 a

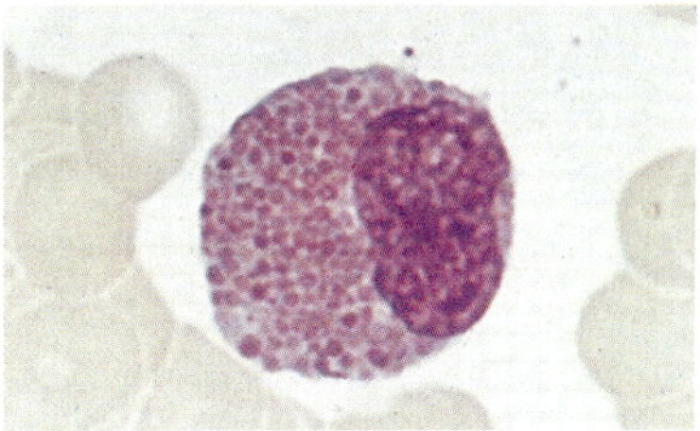

12 b

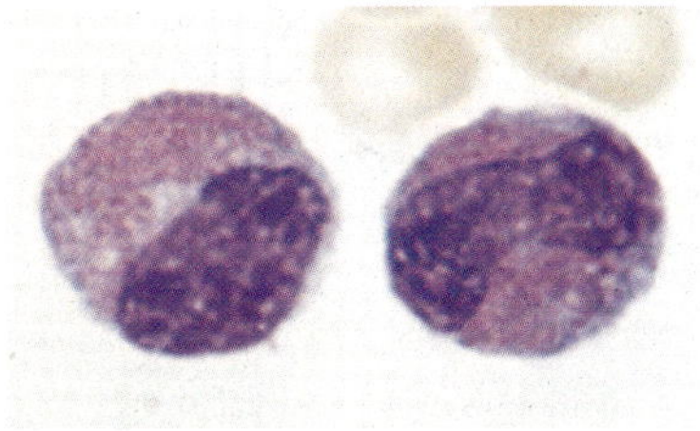

12 c

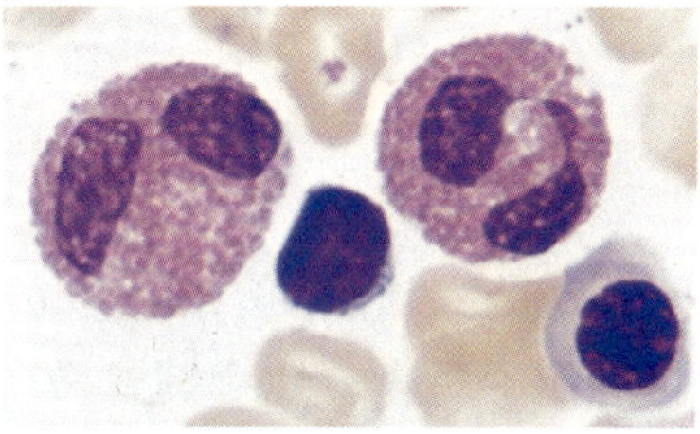

12 d

Abb. 12. Entwicklung der eosinophilen Leukozyten
a) eosinophiler Promyelozyt
b) eosinophiler Myelozyt (Färbung mit schwach saurem Aq. dest.)
c) zwei eosinophile Metamyelozyten
d) zwei eosinophile Leukozyten

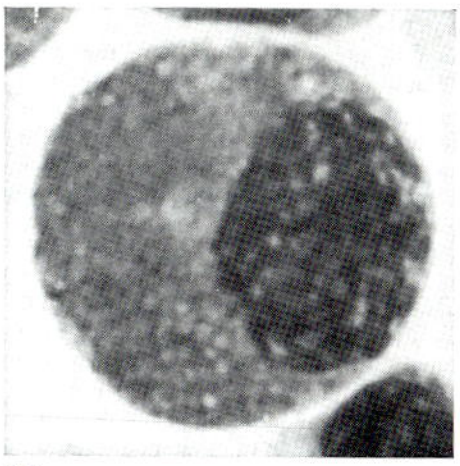

13 a

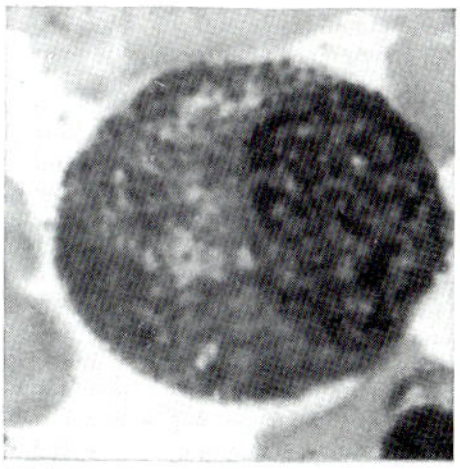

13 b

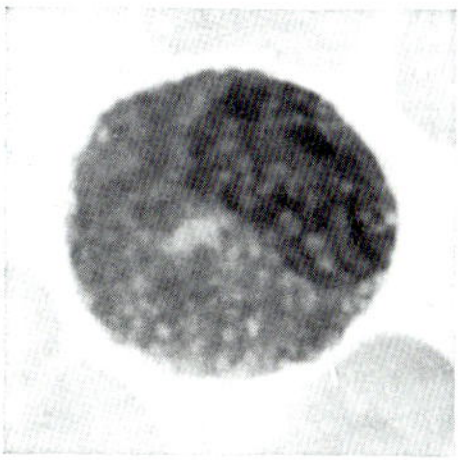

13 c

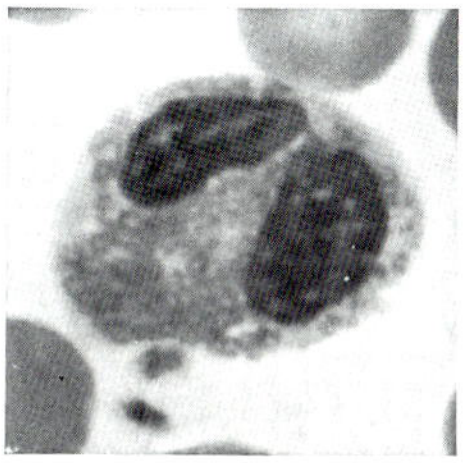

13 d

Abb. 13. Entwicklung der eosinophilen Leukozyten
a) eosinophiler Promyelozyt
b) eosinophiler Myelozyt
c) eosinophiler Metamyelozyt
d) eosinophiler segmentkerniger Leukozyt

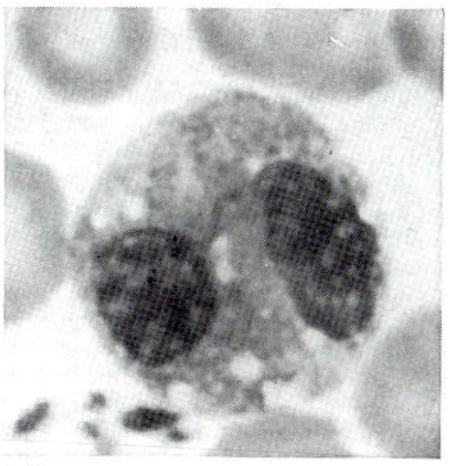

14 a

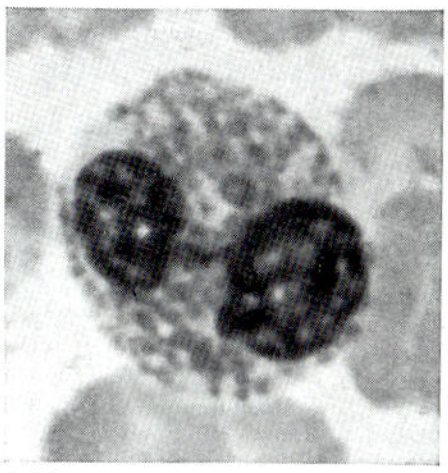

14 b

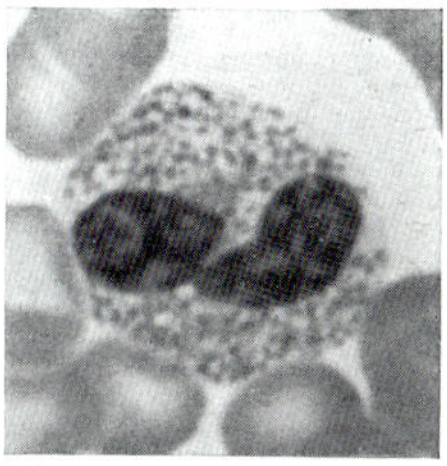

14 c

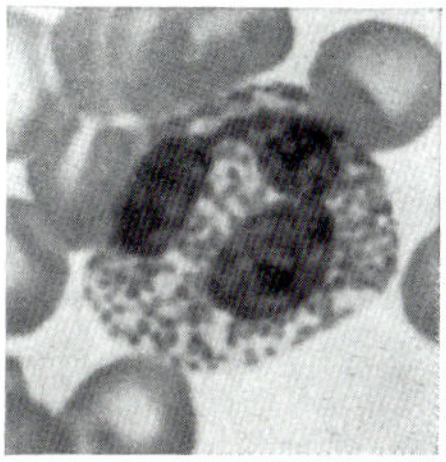

14 d

Abb. 14. Eosinophile segmentkernige Leukozyten
Die Kernexkreszenz in b) entspricht einem racket, in d) ist ein drittes Segment vorhanden.

Monozyt (Abb. 16c; 17): Größte Zelle des peripheren Blutes. Großer, charakteristisch gelappter, *vielgestaltiger Kern,* häufig auch wurst- oder bohnenförmig. Chromatin locker, grobfädig mit einzelnen Verdichtungen, insgesamt transparent. Keine Nukleolen erkennbar. Zytoplasma hell-basophil oder schiefergrau-blau, oft azurophil bestäubt.

3.3.6 Leitsätze zur Granulopoese

▷ Myeloblast = einzige Zelle der weißen Reihe *ohne Granulation* (Typ I); unreifste morphologisch definierbare Zelle der Granulopoese. Typ II: erste azurophile Granula erkennbar.

▷ Vier verschiedene Granulationsformen in folgender Verteilung:
- Azurophile Granulation: Myeloblasten (Typ II), Promyelozyten, Promonozyten, Monozyten
- Neutrophile Granulation: neutrophile Myelozyten, Metamyelozyten, Stabkernige und Segmentkernige
- Eosinophile Granulation: eosinophile Promyelozyten, Myelozyten, Metamyelozyten, Stabkernige und Segmentkernige
- Basophile Granulation: Basophiloblasten und basophile Leukozyten

▷ Kernform mit fortschreitender Zellentwicklung wechselnd, Kerndifferenzierung von den Neutrophilen bis zu den Basophilen sukzessiv abnehmend.

▷ *Morphologische Definition der neutrophilen Zellformen:*
- Neutrophiler Myelozyt (Myelo): Neutrophiler Granulozyt mit reifem Plasma und einem runden oder ovalen Kern. Das Verhältnis der Achsen eines ovalen Kerns darf nicht mehr als 1:2 betragen.
- Neutrophiler Metamyelozyt (Meta) (Synonym: Jugendlicher): Neutrophiler Granulozyt mit reifem Plasma und nierenförmigem Kern. Die Einbuchtung des Kerns darf nicht tiefer sein als die Hälfte der kürzeren Achse des zu einem Oval ergänzten Kerns.
- Neutrophiler stabkerniger Granulozyt (Stab): Neutrophiler Granulozyt mit reifem Plasma und einem hufeisenförmigen oder S-förmigen Kern. Der Kern weist eine klar erkennbare Bandform auf. Der Durchmesser der dünnsten Stelle des Kerns muß mehr als ⅓ der Durchmesser der beiderseits befindlichen jeweils dicksten Stelle des Kerns betragen.
- Neutrophiler polymorphkerniger Granulozyt (Poly) (Synonyma: Segmentkerniger; Filamentkerniger): Neutrophiler Granulozyt mit reifem Plasma und einem Kern, der mehr oder weniger deutlich zwei oder (meistens) drei oder mehrere Kernteile (Segmente) aufweist, oder mit einem Kern, der den obengenannten Definitionen des Myelozyten, Metamyelozyten bzw. Stabkernigen nicht entspricht.

▷ *Physiologische Leukozytenformel des peripheren Blutes:*
(Leukozyten ges. 4,0–9,0 $\times 10^9$/l)
Basophile Leukozyten:
0–1% (absolut: 0–0,09)
Eosinophile Leukozyten:
1–4% (absolut: 0,04–0,36)

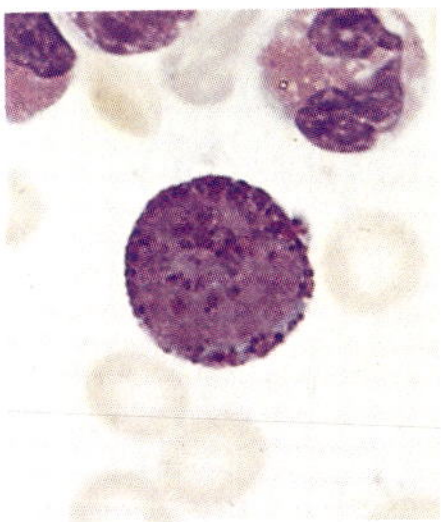
15a

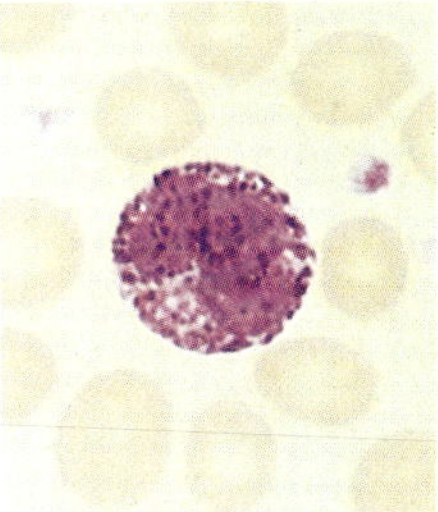
15b

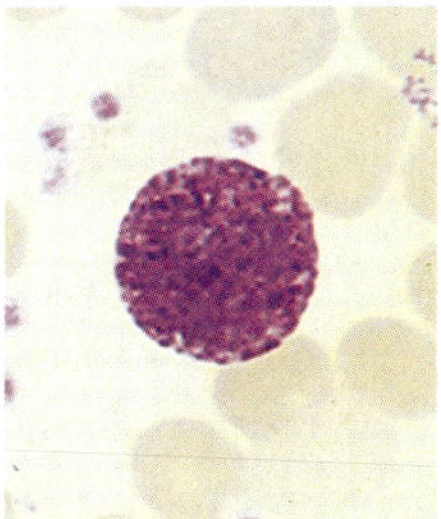
15c

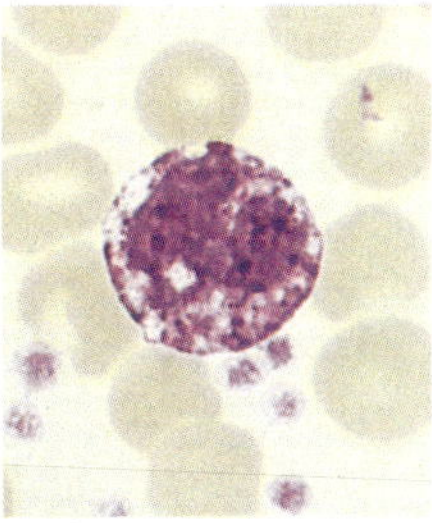
15d

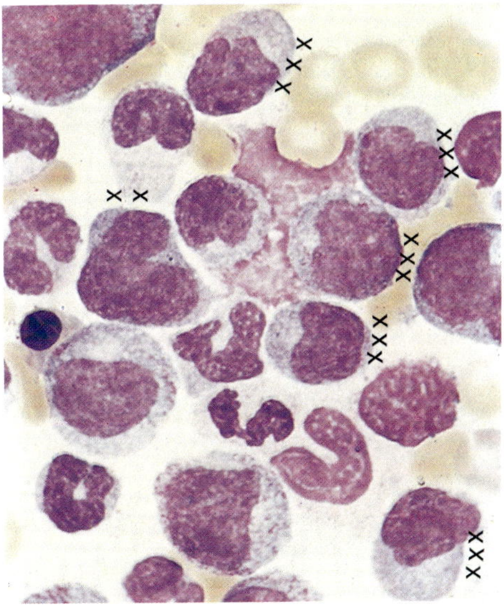
16a

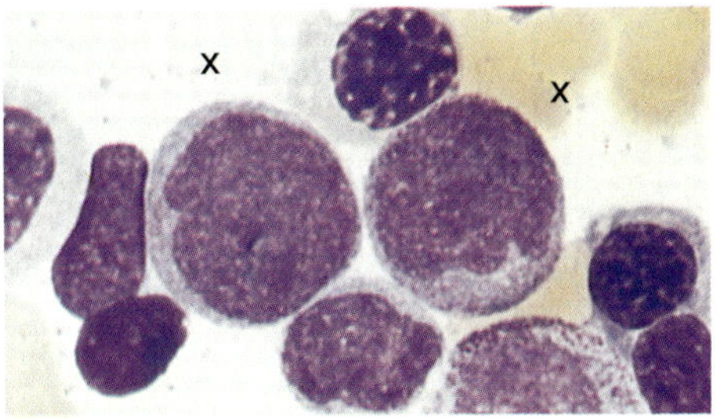
16b

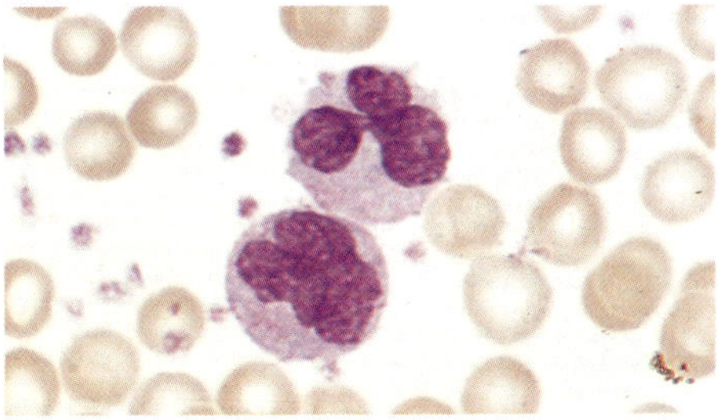
16c

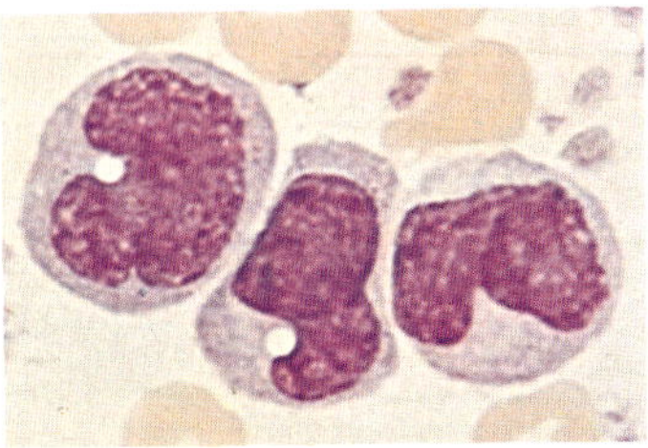
17a

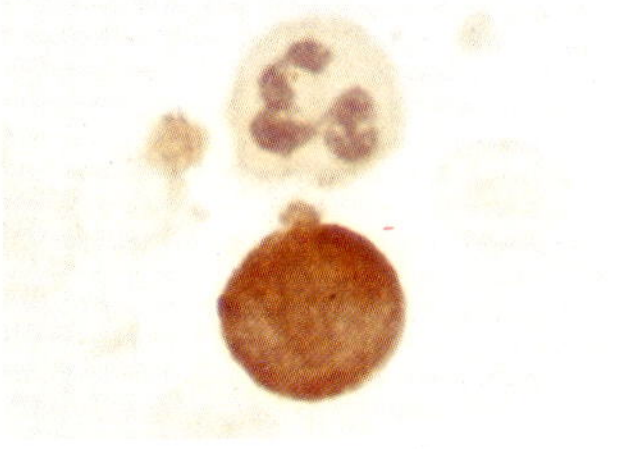
17b

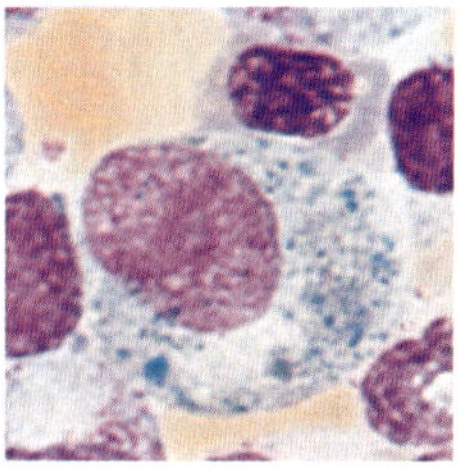
17c

Abb. 15. Entwicklung der basophilen Leukozyten
a) Basophiloblast
b)–d) basophile Leukozyten, in d) z. T. degranuliert

Abb. 16. Monozytopoese
a) Promonozyt (××), heranreifende Monozyten (×××)
b) unreife Promonozyten (×)
c) verschiedene Monozytentypen

Abb. 17. Monozyten
a) typische Formen von Blutmonozyten
b) positive Esterasereaktion in einem Monozyten, darüber negativer Granulozyt
c) histiozytäre Funktionsform des Monozyten im Knochenmark (Makrophage)

Neutrophile Stabkernige:
0–4% (absolut: 0–0,36)
Neutrophile Segmentkernige:
50–70% (absolut: 2,00–6,30)
Monozyten:
2–8% (absolut: 0,08–0,72)
hinzu: Lymphozyten:
25–45% (absolut: 1,00–4,05)

▷ Monozyten = passager im Blut kreisende Vorstufen der Makrophagen.

NB: Das Auftreten anderweitiger Zellformen der weißen Reihe im Blutausstrich muß als pathologisch gelten!

3.4 Thrombopoese

3.4.1 Entwicklungsreihe des plättchenbildenden Zellsystems im Knochenmark

Die Morphologie der Thrombopoese ist mit den generativen Vorgängen der Erythro-Granulopoese insofern nicht vergleichbar, als eine Entwicklung reifer Funktionszellen aus unreifen Vorstufen mit eindeutigen morphologischen Unterscheidungskriterien und über konsequent ablaufende Reifeteilungen nicht erfolgt. An deren Stelle tritt vielmehr ein Polyploidisierungsprozeß, der durch Endoreduplikation der DNS verschiedene Zelltypen von 2N–32N (64N) bzw. 2c–32/64c zur Entwicklung bringt, die unterschiedlichen Funktionsstufen entsprechen. Selten vorkommende echte Endomitosen ändern nichts am Prinzip des Polyploidisierungsgeschehens. Drei verschiedene Zellformen können unterschieden werden.

Megakaryoblast (Abb. 18a–d): Zellkörper in der Regel deutlich größer als der von Proerythroblasten. Zugunsten des Kerns *verschobene Kern-Plasmarelation*. Zellkern oft tetra- oder oktoploid, Kernchromatin unterschiedlich dicht, Nukleolen meist verdeckt, aber zahlreich vorhanden. Kleine Zentrosphäre an der inneren Kernbucht. Bei überwiegender Einkernigkeit kommen auch 2–4kernige Exemplare vor (Produkte seltener Endomitosen). Zytoplasma streng basophil, frei von Granulationen, am Rand manchmal etwas ausgefranst. Häufig anhaftende Thrombozyten.

Promegakaryozyt (halbreifer Megakaryozyt) (Abb. 18e, f): Größer dimensioniertes Polyploidisierungsprodukt des Megakaryoblasten. Wenig gelappte *Riesenkerne* neben Formen mit schon deutlich erkennbarer Segmentierungs-(Lappungs-)Tendenz. Kernchromatin vorwiegend engmaschig, vorhandene Nukleolen meist verdeckt. Zytoplasma blaß-basophil mit einzelnen azurophilen Arealen, beginnende thrombopoetische Aktivität anzeigend. Deutliche Zunahme der Zytoplasmaweite. Am Zellrand anhaftende Thrombozyten.

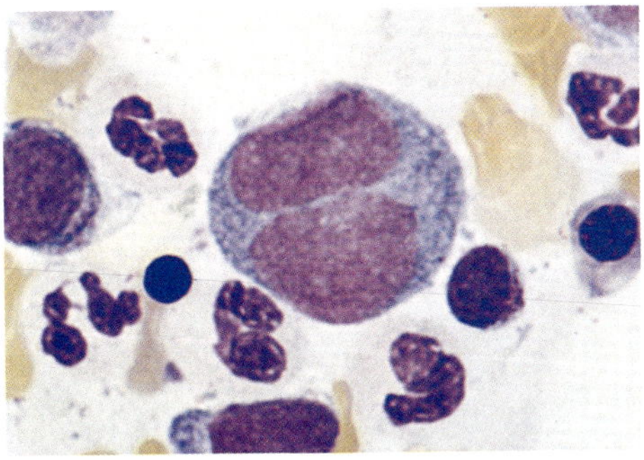

18a

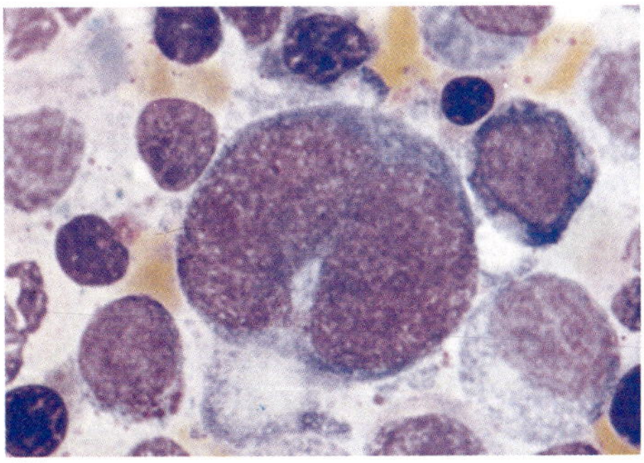

18b

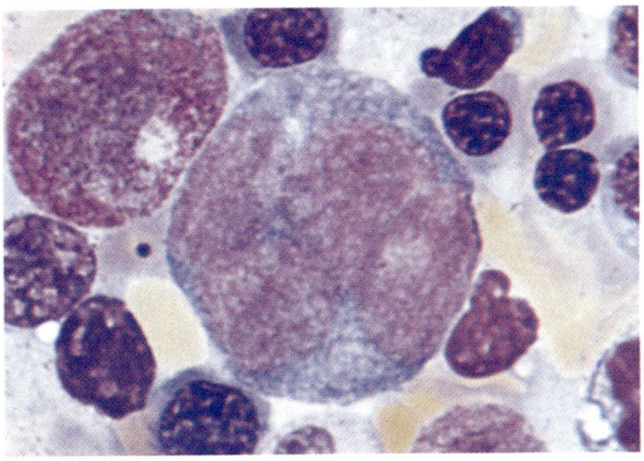

18c

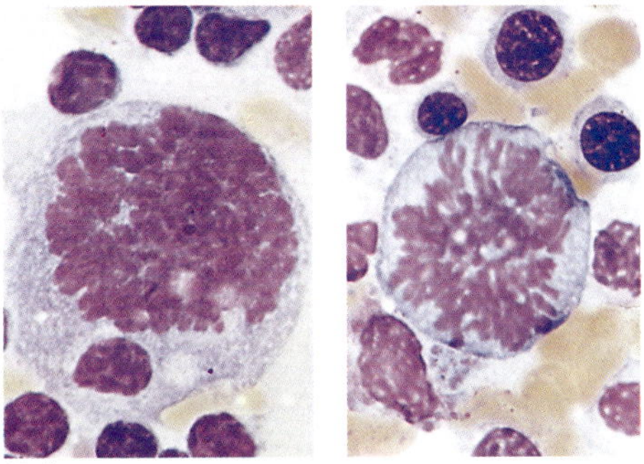

18d

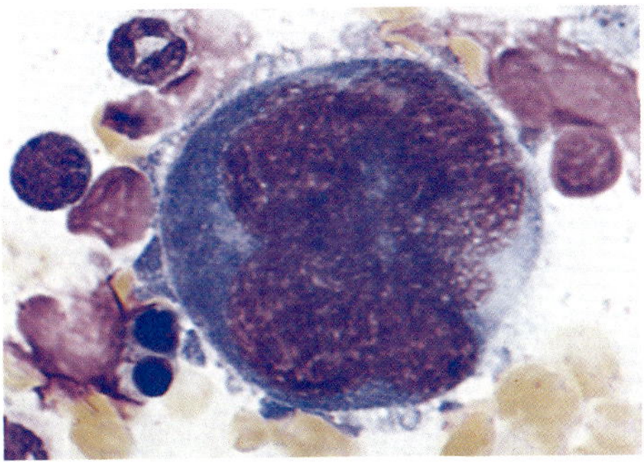

18e

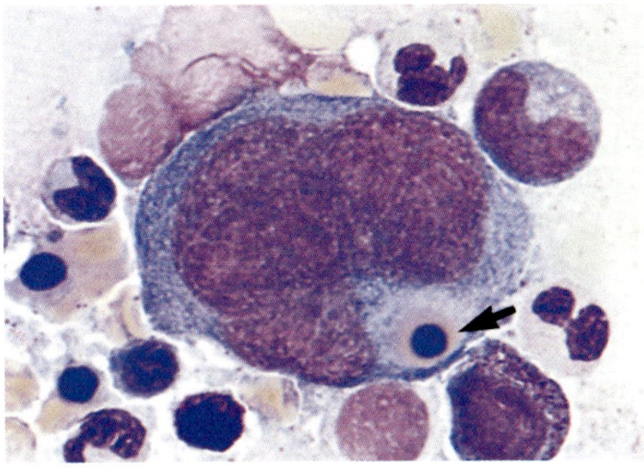

18f

Abb. 18. Thrombopoese

a–b) typische Megakaryoblasten (Knochenmark)

c) mehrkerniger (?) Megakaryoblast

d) prophaseartige Kernveränderungen in Megakaryoblasten

e–f) typische Promegakaryozyten (Knochenmark)

NB: In f) Emperipolesis eines oxyphilen Normoblasten (↗) (echte Durchwanderung oder nur Projektionseffekt?).

Beachte das Größenverhältnis der Megakaryoblasten, -zyten im Vergleich mit den umliegenden Knochenmarkszellen!

Reifer Megakaryozyt (Abb. 19a, b): Größte Zelle der Hämopoese im Knochenmark unter normalen Bedingungen. Ausreifungsprodukt der Promegakaryozyten mit Ausbildung typischer Kernhaustrierung und feinsttüpfliger Plasmaazurophilie, letztere als Ausdruck aktiver Thrombozytenbildung. Gelegentliche Felderung von azurophilen Plasmaabschnitten entspricht einer Vorbereitung der Plättchenausschüttung. Dieser Vorgang ist besonders gut bei PAS-Färbung zu beobachten (s. Abb. 19e, f).

Ein kleiner Teil von Megakaryozyten (unter 10%) zeigt bei Verminderung des Zelldurchmessers kleine rund-ovale Einzel- oder Doppelkerne (sog. *Mikrokaryozyten*). Auch diese Elemente besitzen thrombopoetische Aktivität. Ein besonderes Phänomen ist die sog. *Emperipolesis,* d.h., die Durchwanderung reifer Granulozyten durch das Zytoplasma von Megakaryozyten ohne Beeinträchtigung der Zellintegrität, also auch ohne Hinweis auf einen Phagozytosevorgang.

Stadium der Thrombozytenfreisetzung: Die bis dahin zusammenhängende Zytoplasmastruktur der reifen Megakaryozyten befindet sich in vollständiger Auflösung, wobei zahllose Mikropartikel mit feiner Azurgranulation entstehen, die reifen Thrombozyten (= Blutplättchen) entsprechen. Plasmafreie Restkerne bleiben bis zu ihrer Vernichtung durch Makrophagen im Knochenmark nachweisbar *(cave: diagnostischer Irrtum bei Fremdzellsuche!)*.

Thrombozyt (Blutplättchen) (Abb. 20a, b): Plasmatisches Reifungsprodukt der Megakaryozyten, zur Ausschwemmung in das periphere Blut bestimmt. Kleinstes Formelement im Blutausstrich (ca. ¼ bis ⅕ der Größe eines Erythrozyten), bestehend aus blaß-basophilem Zytoplasma (Hyalomer) und azurophiler Granulation (Granulomer). Im physiologischen Rahmen liegende Autoagglutination (infolge Aggregation) bewirkt engstes Zusammenliegen mehrerer Thrombozyten in Ausstrichpräparaten; deshalb ist Untersuchung von EDTA-Blut empfehlenswert.

3.4.2 Leitsätze zur Thrombopoese

▷ Megakaryoblast = unreifste Zellform der Thrombopoese, die entweder durch Endomitose echte Mehrkernigkeit oder durch Endoreduplikation des Chromosomensatzes die Fähigkeit einer zunehmenden Polyploidisierung des Zellkerns erwirbt.

▷ Promegakaryozyt = Produkt einer sich fortsetzenden Polyploidisierung, die im Megakaryoblasten beginnt. Eine Plättchenbildung kommt ihm in der Regel noch nicht zu.

▷ Megakaryozyten = Reifungsprodukt des Promegakaryozyten. Es sind die eigentlichen plättchenbildenden Zellelemente der Thrombopoese.

▷ Der wirkliche Megakaryozytengehalt eines Markpunktates ist nur in einwandfreien Bröckelausstrichen zu beurteilen.

▷ Die Thrombozyten sind als einzige Blutzellart ein ausschließlich *zytoplasmatisches Reifungsprodukt.*

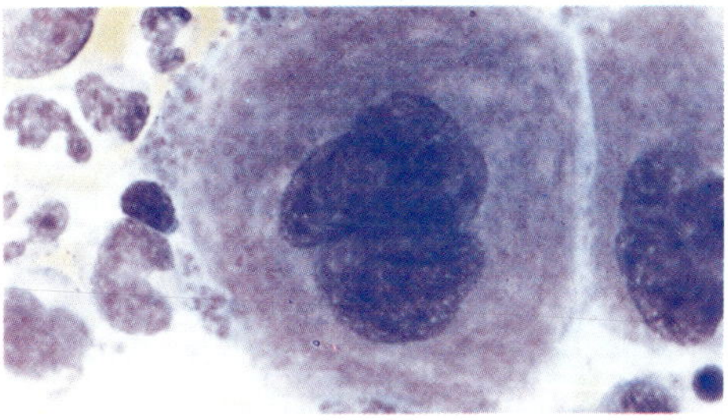
19a

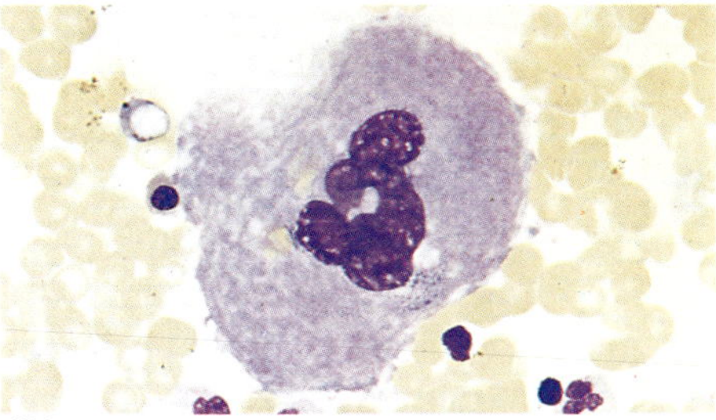
19b

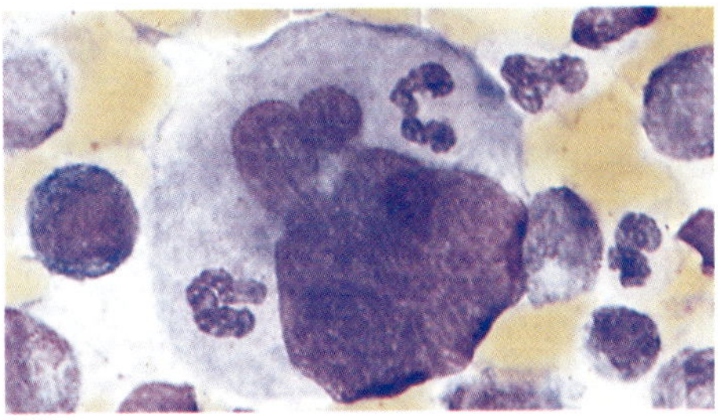
19c

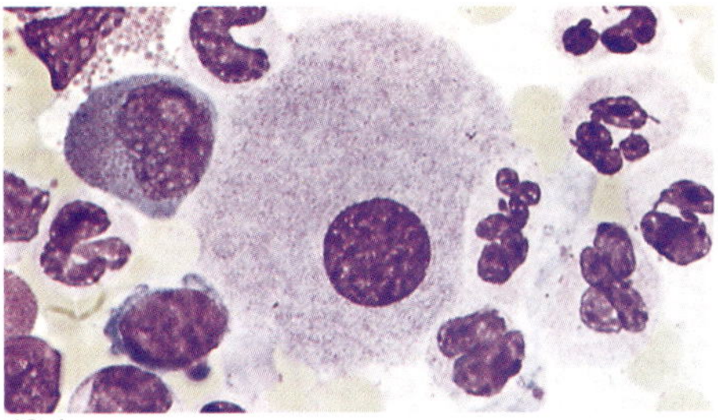
19d

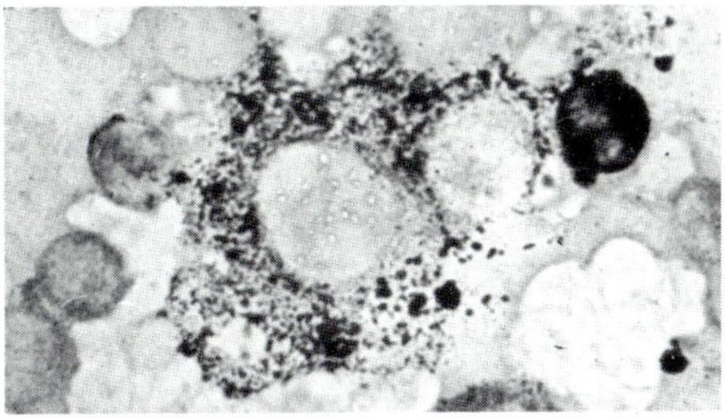
19e

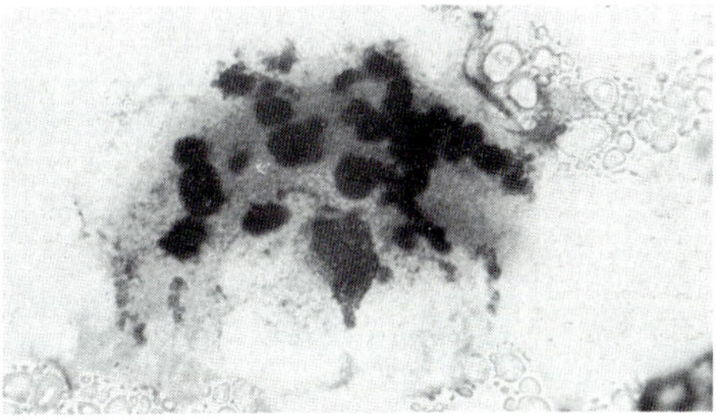
19f

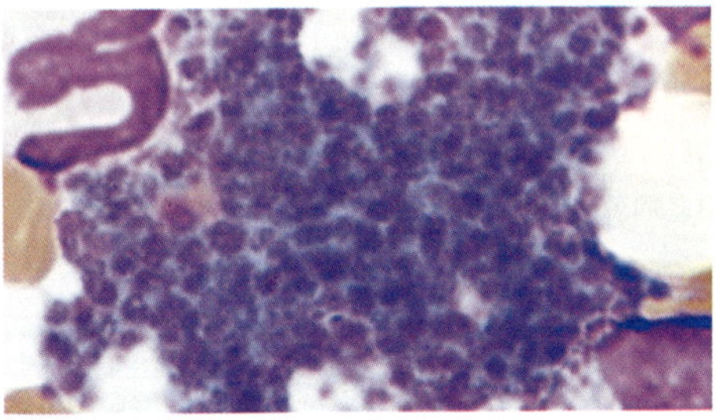
20a

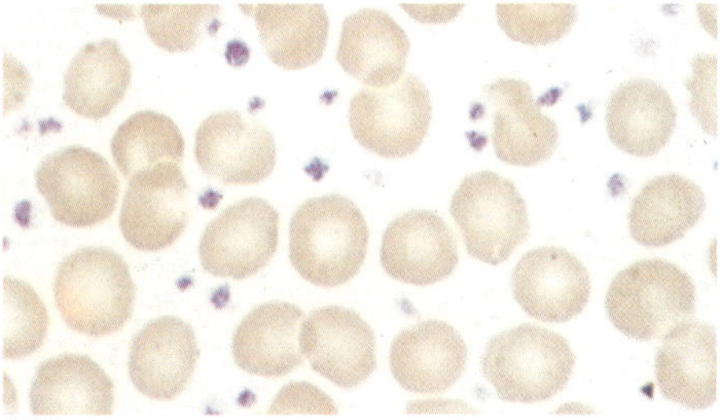
20b

Abb. 19. Thrombopoese (Knochenmark)

a–b) reife Megakaryozyten mit typischer azurophiler Zytoplasmagranulation

c) Emperipolesis = Granulozytendurchwanderung in einem Megakaryozyten

d) physiologischer Mikrokaryozyt (maximal bis 10% aller Megakaryozyten im normalen Mark)

e) Megakaryozyt im Stadium der Plättchenausschüttung (PAS-Färbung)

f) Glykogenagglomerate in Megakaryozyten (Aktivitätszeichen; PAS)

NB: Zellkerne in e) und f) ungefärbt!

Abb. 20. Thrombopoese (Blut)

a) Thrombozytenaggregat im zusatzfreien Blutausstrich

b) einzeln liegende Thrombozyten im Ausstrich von EDTA-Blut

▷ Sämtliche Elemente der Thrombopoese besitzen eine *zellspezifische Agglutinationsfähigkeit* (Aggregationsfähigkeit) mit Thrombozyten, die deshalb häufig am Zytoplasmarand ihrer Mutterzellen angelagert sind. Dasselbe gilt für die Thrombozyten untereinander.

3.5 Retikulohistiozytäres System (RHS) und Monozyten-Makrophagen-System (MMS)

3.5.1 Die Elemente des RHS und MMS im Knochenmark

Stromazelle: Echte Retikulumzelle und zugleich Gerüstzelle des Knochenmarks mit rund-ovalem Kern, Chromatinstruktur auffallend feinfädig und locker, blaßblauer Nukleolus. Zytoplasma wegen seiner großen Dimensionen in Ausstrichpräparaten selten einwandfrei zu beurteilen und nur an einigermaßen erhaltenen Zellexemplaren auch ohne spezielle Gitterfaserfärbung gut erkennbar. Durch Ausstrichtechnik bedingte Einrisse im Zytoplasma führen zu Retraktion und Fältelung der in vivo unter Spannung stehenden plasmatischen Substanz, die bei Versilberung *(Gomori)* aus einem feinen und reichlich verzweigten Netz von Retikulinfasern besteht (s. Abb. 21a, b). Diese geben bei Pappenheim-Färbung manchmal azurophile Farbtöne. Hin und wieder intraplasmatische Einlagerung von phagozytiertem Material (Zellreste, Farbstoffe; Fett als Puffer für das blutbildende Parenchym im Sinne eines den jeweiligen räumlichen Verhältnissen sich anpassenden Regulativs). Einzeln liegende Zellkerne der Stromazellen werden manchmal auch als „große Retikulumzellen" bezeichnet.

Sinusoidzelle: Ebenfalls echte Retikulumzellen mit intraplasmatischer Gitterfaserbildung. Sie umsäumen die venösen Sinusoide des Knochenmarks als typische Gefäßendothelien und werden nur selten in größeren, langgestreckten Zellverbänden im Ausstrichpräparat angetroffen. Meist findet man aus dem Verband gerissene Einzelzellen mit rund-ovalem Kern, der dieselbe Chromatinstruktur und Transparenz besitzt wie eine Stromazelle. Der solitäre Nukleolus meist exzentrisch lokalisiert. Zytoplasma von zartblauer Farbe, den Kern gleichsam umfließend, vielgestaltig, oft länglich ausgezogen und unscharf begrenzt. In vielen Elementen reichlich oder spärlich phagozytiertes Material im Zytoplasma eingelagert, insbesondere Kerntrümmer und Pigmente.

In nestförmigen Gruppen von Plasmazellen (s. Abb. 21c) findet man oft zentral angeordnete Retikulumzellen, die einer Sinusoidzelle entsprechen.

Makrophage: Letztes Glied des Monozyten-Makrophagen-Systems (MMS), das mit dem Begriff des MPS (mononuclear phagocyte system) identisch ist. Die Makrophagen sind die Gewebsform des Blutmonozyten, der von Promonozyten im Knochenmark gebildet wird, nur kurze Zeit im Blut kreist und dann in verschiedene Organe, u. a. in das Knochenmark, einwandert. Damit ist der Makrophage die eigentliche Funktionsform des Mono-

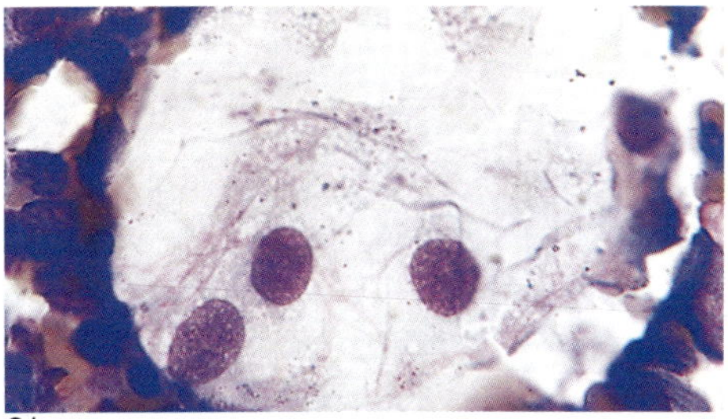
21a

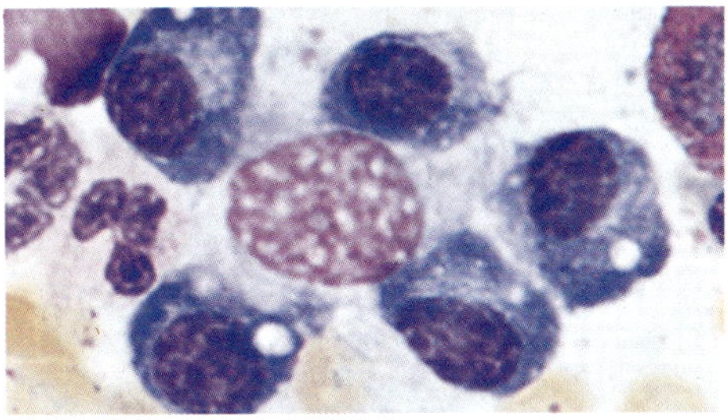
21c

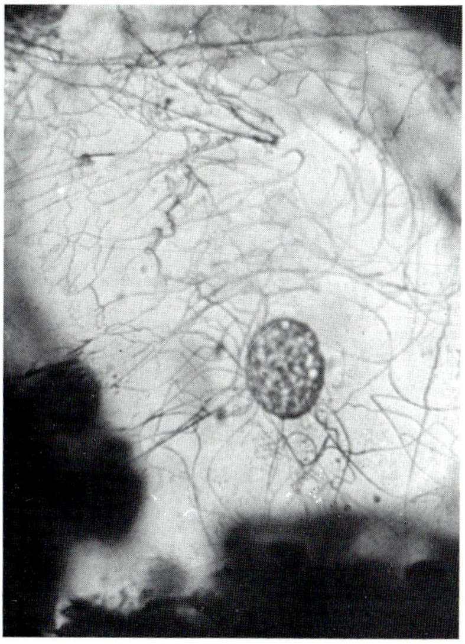
21b

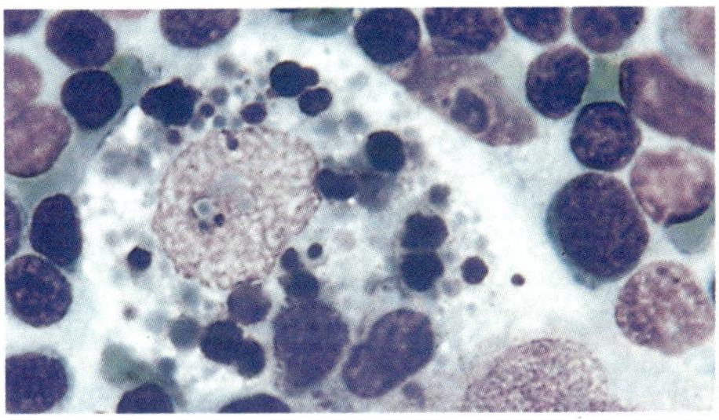
21d

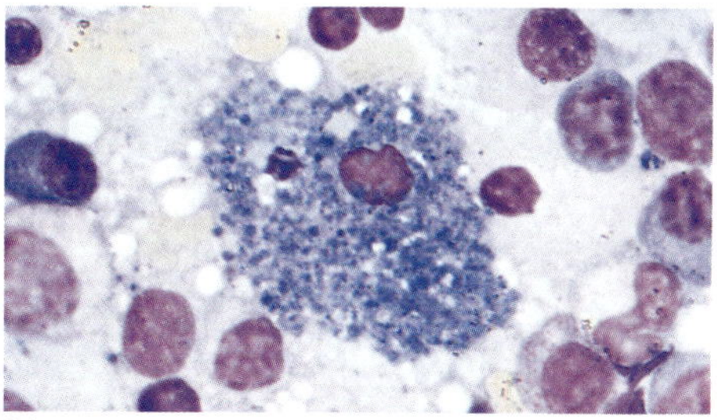
21e

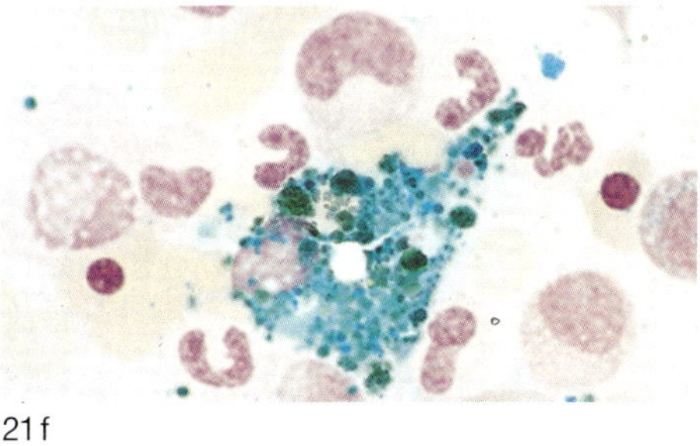
21f

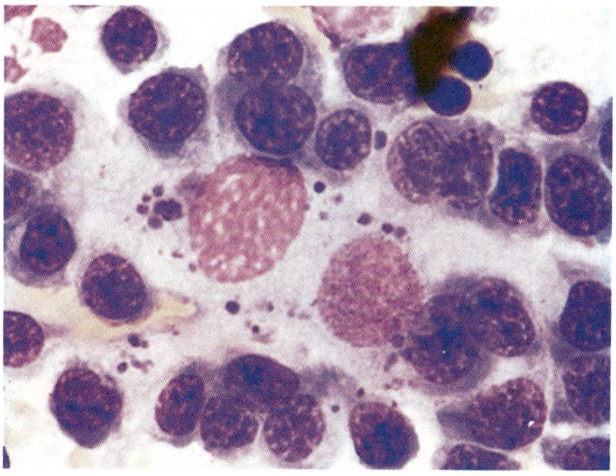
21g

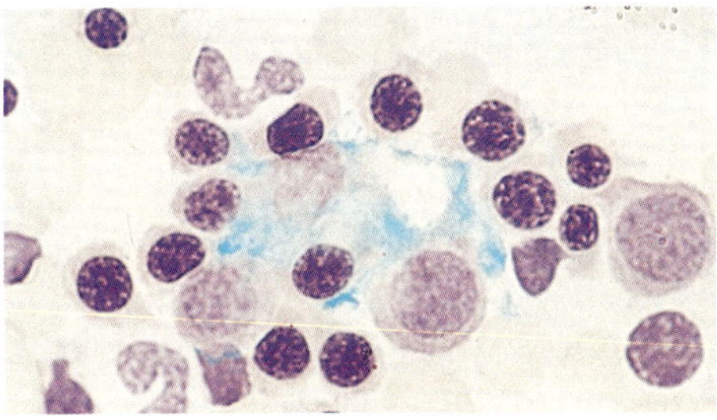
21h

Abb. 21. Elemente des RHS/MMS
f), h) Fe-Färbung

zyten; seine wesentlichen Leistungen sind *Phagozytose* und *Pinozytose* (s. Abb. 21 d–f), daneben eine wichtige *Mitwirkung bei der Immunantwort* des Organismus.

Ein als *Ropheozytose* bezeichneter Vorgang betrifft Erythroblastengruppen, die aus dem Zytoplasma von Makrophagen Ferritinmoleküle durch Vesikelbildung und nachfolgende Inkorporation übernehmen (sog. erythroblastic islands; s. Abb. 21 g, h).

Die Morphologie der Makrophagen ist mit derjenigen einzelner Sinusoidzellen oft weitgehend identisch. Häufig kommen größere Exemplare mit unterschiedlichsten Plasmaeinschlüssen vor (Kern- und Zelltrümmer, s. Abb. 21 d; Pigmente, Abbauprodukte des normalen und krankhaften Stoffwechsels, z. B. Fettzellen, s. Abb. 21 e, f; 67 d–f).

Gewebsmastzelle: In Ausstrichpräparaten von normalem Knochenmark nur selten anzutreffende Zellart; bei bestimmten Krankheitsbildern (z. B. Panmyelophthise; M. Waldenström) stärker hervortretend. Kern rund, meist weitgehend von Plasmagranulation überdeckt, hell-dunkelviolett, wenig strukturiert und zentral angeordnet. Nukleolen nicht sicher erkennbar. Zytoplasma rund oder polygonal, von kleinen schwarz-blauen bzw. schwarzvioletten Granula erfüllt, die infolge außerordentlich dichter Lagerung kaum noch voneinander abgrenzbar sind. Diese Granula überlagern häufig den Zellkern; bei Übersichtsbetrachtung von Markausstrichen verursachen sie den Eindruck homogen schwarzer Elemente. Sehr selten kommen granulafreie Gewebsmastzellen vor, deren Zytoplasma einen rosa Farbton aufweist.

Die Gewebsmastzellen enthalten Heparin, Serotonin und Histamin.

Anhang: Osteoblast und Osteoklast: Diese dem Knochenan- und -abbau dienenden Zellelemente werden eigentlich nur unter seltenen pathologischen Bedingungen im Knochenmarkpunktat des Erwachsenen gefunden. Der Osteoblast ist durch einen verhältnismäßig kleinen, rund-ovalen und streng exzentrisch gelagerten Kern ausgezeichnet, dessen Chromatin wenig dichter ist als bei der oben geschilderten Stromazelle. Kleine hellblaue Nukleolen werden regelmäßig beobachtet. Sehr charakteristisch verhält sich das Zytoplasma. Es ist umfangreich, dabei unterschiedlich gestaltet, meist aber länglich-oval geformt. Grundfarbe Kornblumenblau mit einzelnen grau-rosa getönten Aufhellungsbezirken abseits des Zellkerns *(sog. Archoplasma)*. Eine Plasmagranulation fehlt.

Osteoblasten werden im Knochenmarkpunktat gefunden bei: *M. Paget, Osteomyeloretikulose* und *osteoblastischer Karzinommetastasierung* (z. B. Prostatakarzinom), seltener bei osteomalazischen Erkrankungen. Unter physiologischen Bedingungen können Osteoblasten gelegentlich in Markausstrichen von Kindern angetroffen werden.

Der Osteoklast ist die größte Zelle, die in Knochenmarkpunktaten überhaupt zur Beobachtung gelangt. Es handelt sich um eine *polyploide Riesenzelle,* die nicht selten 30 bis über 50 Kerne enthält. Diese Kerne ähneln denen der Osteoblasten sehr, vielleicht

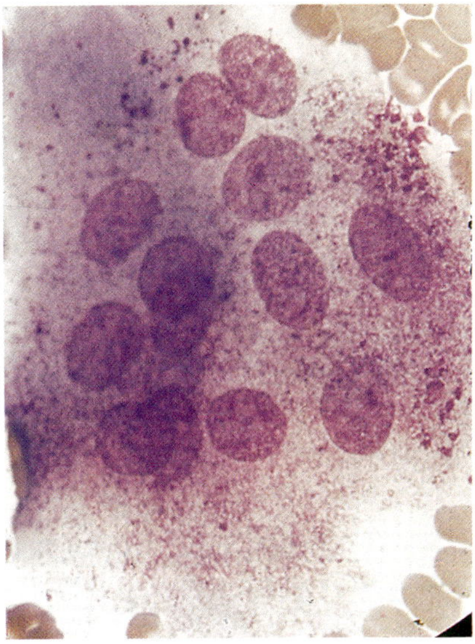

22a

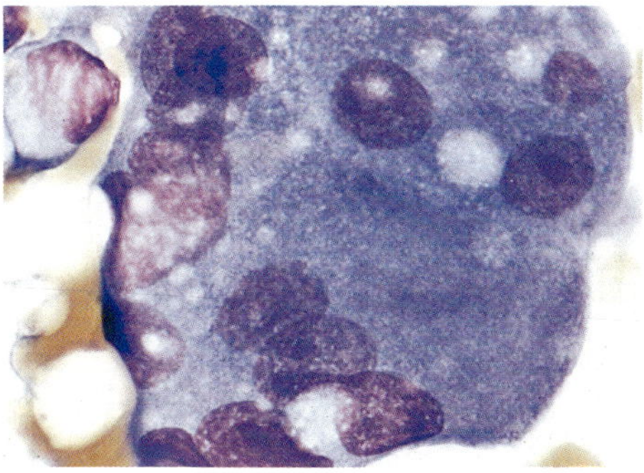

22b

Abb. 22. Zellelemente des Knochenan- und -abbaus
a) Osteoklast
b) Fremdkörperriesenzelle zum Vergleich
c) Osteoblasten
d) Plasmazellen zum Vergleich

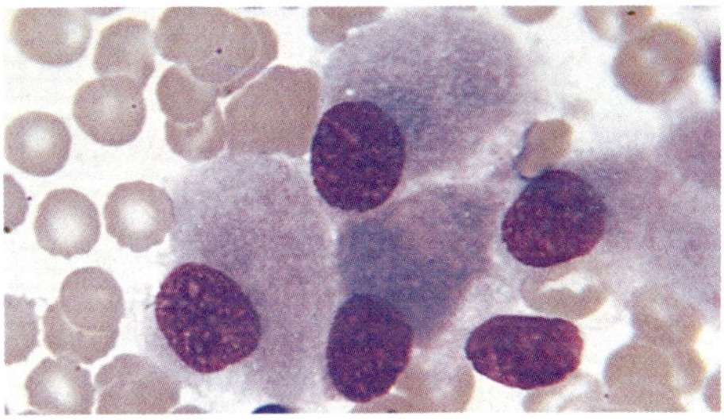

22c

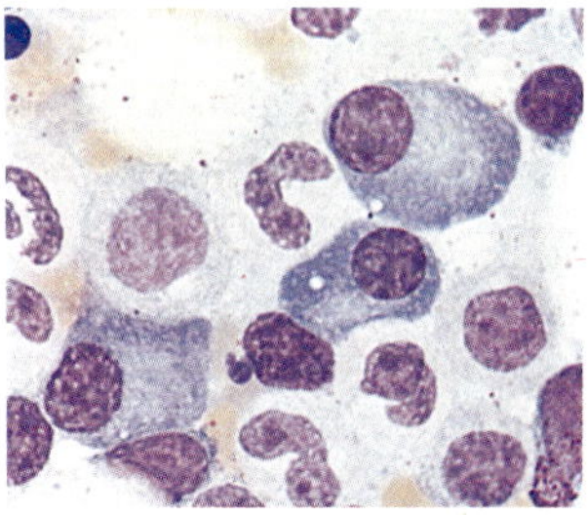

22d

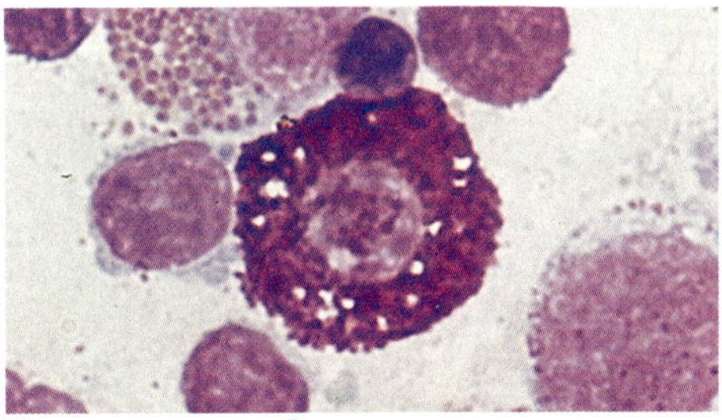

23a

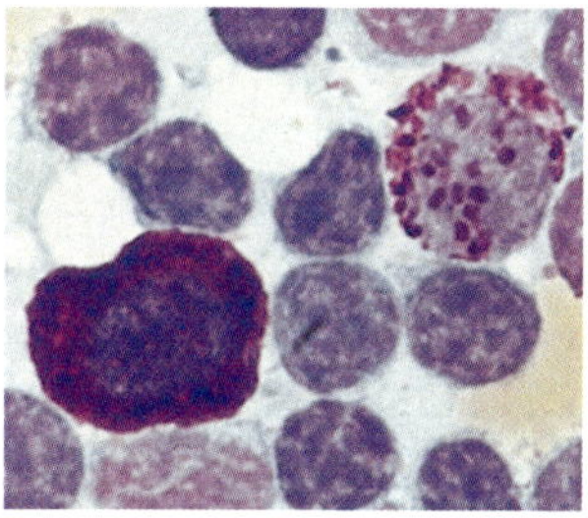

23b

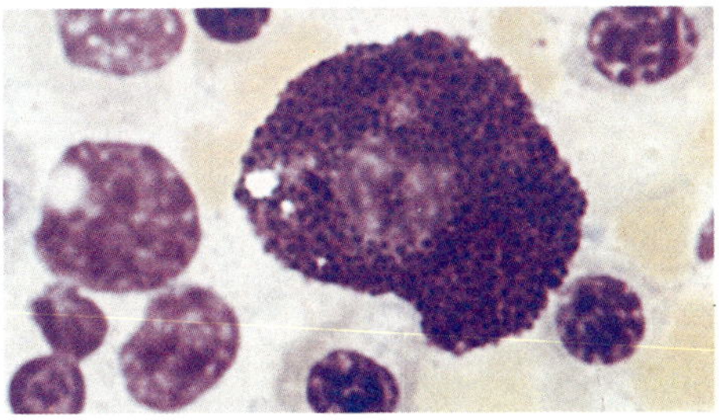

23c

Abb. 23. a)–c) typische Gewebsmastzellen, in
b) Gewebsmastzelle und Blutbasophiler nebeneinander

sind die Chromatinfäden etwas zarter. Mindestens ein Nukleolus wird regelmäßig angetroffen. Das Zytoplasma ist zart-mittelblau, dabei stets azurophil granuliert. Diese Granulation ist stellenweise außerordentlich dicht und die Grundfarbe des Zytoplasma überdeckend. Osteoklasten werden im Knochenmarkpunktat gefunden bei: *Ostitis fibrosa generalisata, Osteomalazie* und *osteoklastischer Karzinommetastasierung.*

3.5.2 Leitsätze zum RHS (MMS)

▷ Die sog. retikulohistiozytären Elemente des menschlichen Knochenmarks entstammen vorwiegend den Blutmonozyten; Stroma- und Sinusoidzellen sind durch Retikulinfaserbildung als Retikulumzellen besonders gekennzeichnet.

▷ Die Gewebsmastzellen sind von den Blutbasophilen (= basophilen Leukozyten) zu unterscheiden; lediglich die Granulation beider Zellformen ist chemisch identisch (saure Mukopolysaccharide).

▷ Osteoblasten und Osteoklasten gehören nicht dem RHS an und werden in diesem Zusammenhang nur aus Zweckmäßigkeit als zytologisch selten nachweisbare Zellart abgehandelt.

▷ Zerquetschte oder nackte Zellkerne beliebiger Herkunft und andere Artefakte werden gern als „Retikulumzellen“ bezeichnet. Diesem Mißbrauch kann nur durch sorgfältige Herstellung von Ausstrichpräparaten sowie exakte Beurteilung gut erhaltener Zellelemente wirksam begegnet werden.

▷ Eine weitergehende Differenzierung der Retikulumzellen in dendritische und interdigitierende Formen bleibt der Elektronenmikroskopie bzw. der Anwendung monoklonaler Antikörper vorbehalten.

3.6 Lymphopoese

3.6.1 Die einzelnen Lymphozytenformen

Lymphoblast (= *reaktive lymphatische Blastenformen*): Reaktionsprodukt der kleinen Lymphozyten ohne Stammzellfunktion.

Zelldurchmesser häufig größer als bei den Blasten in der Erythro- und Leukopoese, Zellform vorwiegend rund. Kern zeigt grobnetzige Chromatinstruktur mit viel Transparenz, meist 1–2 blaue oder blasse Nukleolen. Zytoplasma verschieden breit, hell-basophil und ungranuliert, reichlich feintropfig aufgehellt, selten auch zusammenhängende perinukleäre Hyaloplasmazone. Plasmasaum oft ungleich weit. Zellgröße kann stark variieren.

Lymphatische Blastenformen kommen unter normalen Bedingungen nicht im peripheren Blut, sondern *nur im lymphatischen Gewebe* vor. Dabei handelt es sich um Zentroblasten und Immunoblasten (s. Abb. 25a, b). Der Begriff „Lymphoblast“ sollte nur noch unter pathologischen Bedingungen zur Anwendung kommen (s. Kapitel über akute Leukosen, S. 65–77).

Prolymphozyt: Zwischen den großen lymphatischen Blastenformen und den Lymphozyten steht morphologisch eine nicht ganz scharf zu charakterisie-

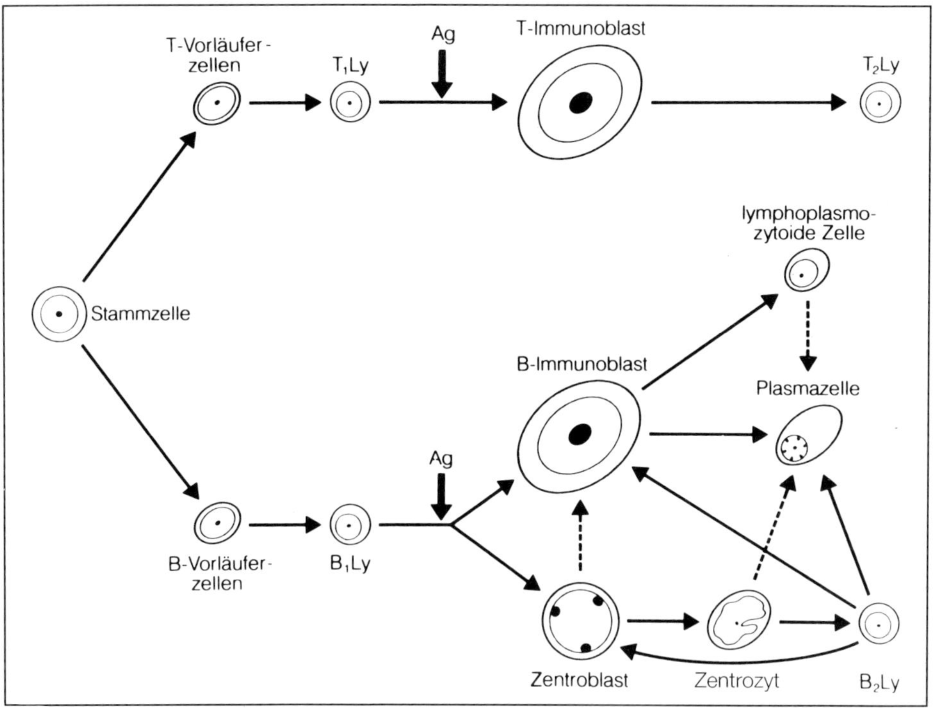

Abb. 24a. Vereinfachtes Schema der Lymphopoese (nach Lennert)
Ag = Antigenstimulation

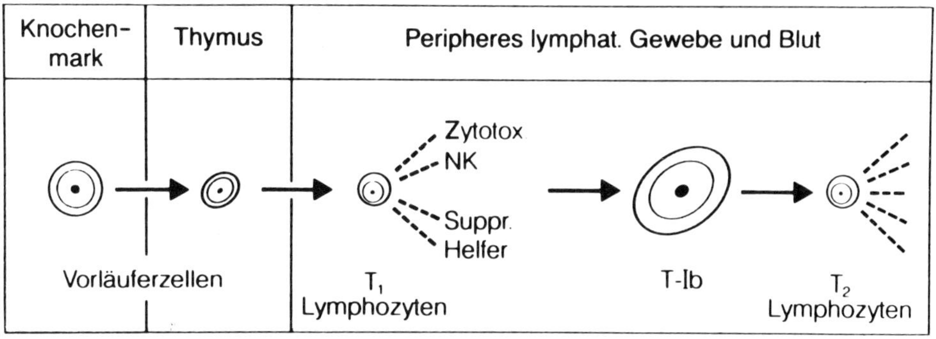

Abb. 24b. Schematische, stark vereinfachte Darstellung der T-Zellenentwicklung (nach Lennert und Feller)
Zytotox. = zytotoxische Zellen
NK = Natural-Killer-Zellen
Suppr. = Suppressorzellen
Helfer = Helferzellen
T-Ib = T-Immunoblast

rende Zwischenform, die als Prolymphozyt bezeichnet wird (s. Abb. 25a). Auch diese Zellform findet sich normalerweise *nur im reaktiven lymphatischen Gewebe.* Auch für den Prolymphozyten gilt, daß es sich nicht um eine Vorläuferzelle des Lymphozyten, sondern um eine *reaktive Zellform* handelt. Unter pathologischen Bedingungen können Prolymphozyten vermehrt im Blutbild der chronisch-lymphatischen Leukämie auftreten oder ein selbständiges leukämisches Krankheitsbild darstellen (s. Abb. 75a; 78).

Lymphozyt: Eine Differenzierung von „reifen" und „jugendlichen" Lymphozyten ist nicht gerechtfertigt, nachdem neue Wege der lymphatischen Zellbildung erkannt wurden. Danach ist der „reife" Lymphozyt im Grunde eine unreife und jederzeit zur Blastentransformation befähigte Zelle, die man zweckmäßigerweise nur nach den jeweils vorliegenden Größenordnungen benennt. Wir unterscheiden daher einen großen und einen kleinen Lymphozyten.

Die darüber hinaus heute anerkannte Unterteilung der Lymphozyten nach Herkunft und Funktion besitzt morphologisch nur partielle Relevanz. Möglichkeiten einer gewissen zytologischen bzw. zytochemischen Differenzierung werden in Abb. 27 aufgezeigt. Daraus ergibt sich, daß die sog. B-Lymphozyten morphologisch weniger gut zu differenzieren sind als die sog. T-Lymphozyten. Erst durch die Anwendung *monoklonaler Antikörper* ist eine echte Markierung einzelner lymphozytärer Subpopulationen möglich geworden. Die T-Lymphozyten gelangen aus dem Knochenmark in die Thymusdrüse und besiedeln sekundär bestimmte Zonen der lymphatischen Organe, während die B-Lymphozyten ihren Weg aus dem Knochenmark direkt in entsprechende Areale der Lymphknoten, speziell die Keimzentren, nehmen. Daneben werden im Knochenmark spezialisierte Lymphozyten angenommen, die Stammzelleigenschaften für die gesamte Hämopoese besitzen. Die T-Lymphozyten sind für die zellständige, die B-Lymphozyten für die humorale Immunantwort (via Transformation zur Plasmazelle) verantwortlich. Der Anteil der T-Lymphozyten im peripheren Blut beträgt 60–80%, derjenige der B-Lymphozyten 15–20%. Die restlichen max. 10% sind sog. Null-Zellen, wobei es sich vorwiegend um sog. NK-Zellen *(natural killer cells)* handelt. Von den T-Zellen sind knapp ⅔ sog. Helferzellen, der Rest Suppressor- bzw. zytotoxische Effektorzellen. Die B_2- und T_2-Lymphozyten (s. Abb. 24) fungieren als sog. *memory-Zellen* (Elemente des immunologischen Gedächtnisses).

Kleiner Lymphozyt: Die kleinen Lymphozyten sind etwas größer als Erythrozyten und besitzen ein schmales basophiles Zytoplasma, das manchmal diskret vakuolisiert erscheint. Der Zellkern ist rund oder leicht nierenförmig, sein Chromatinmuster dicht, grobschollig, marmoriert. Nukleolen sieht man ohne Spezialfärbung gelegentlich als kleine Aufhellung. In kleinen Lymphozyten mit etwas weiterem Zytoplasma findet sich manchmal eine feine oder auch gröbere Azurgranulation; sie soll auf Suppressorzellen hinweisen. Zunahme der Plasmabasophi-

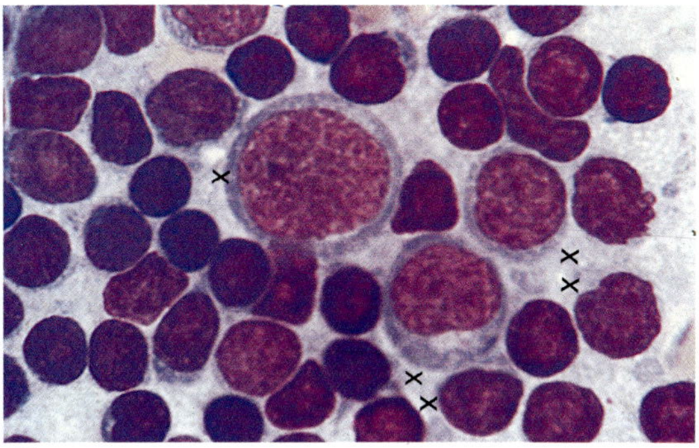

25a

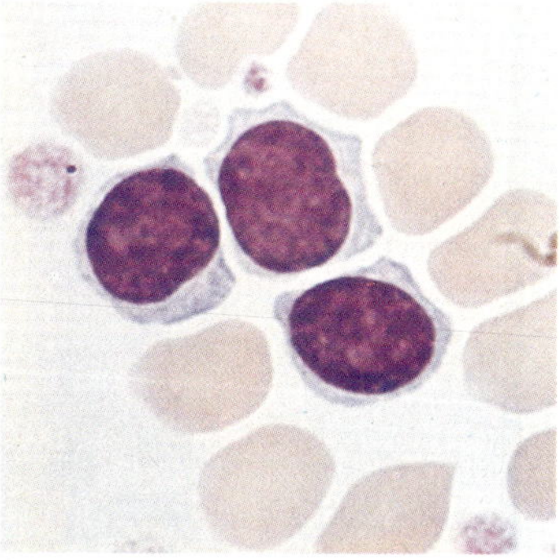

26a

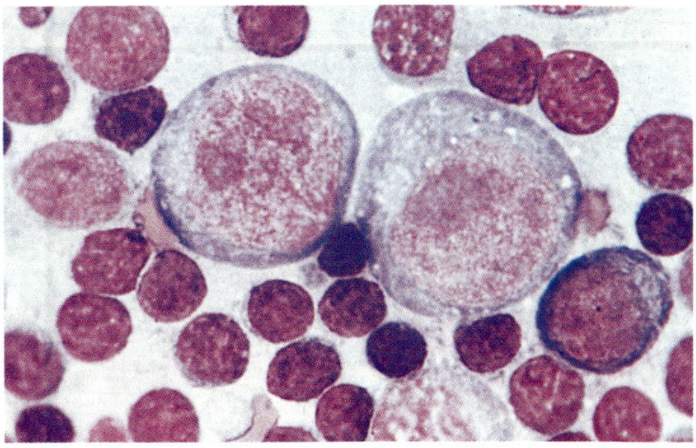

25b

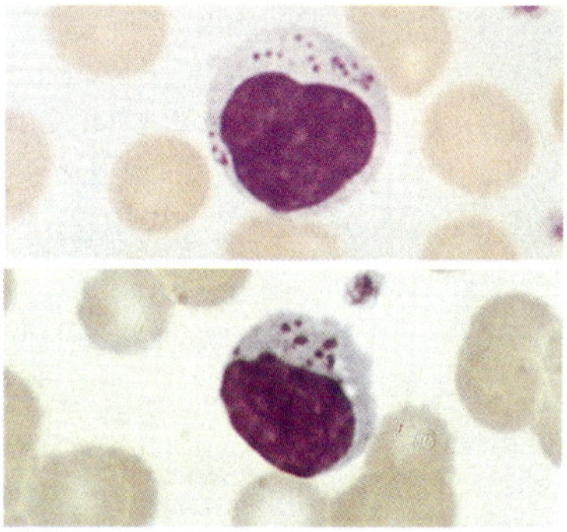

26b

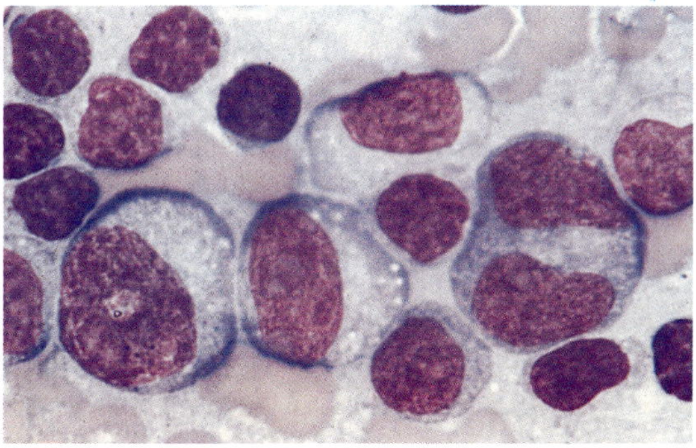

25c

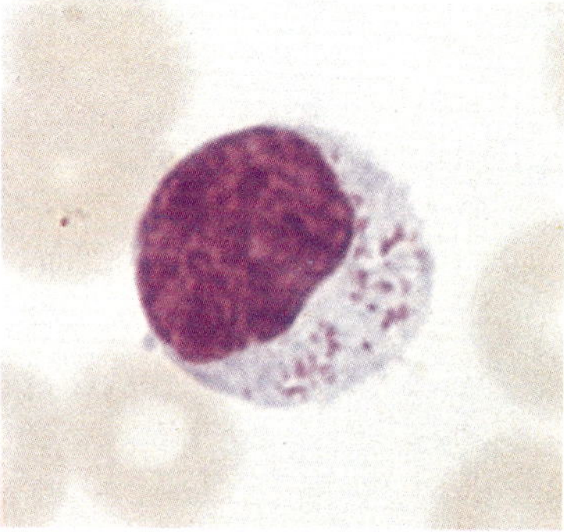

26c

Abb. 25. Antigen-stimulierte Lymphopoese im lymphatischen Gewebe (Lymphknotentupfpräparat) (Vergrößerung 1000×)

a) vorherrschend kleine Lymphozyten, daneben ein großer und zwei kleinere „Blasten" (geringer Grad der Antigenstimulation; bei × Zentroblast, bei ×× Prolymphozyten)

b) Phase einer starken Blastentransformation bei intensivem Antigenkontakt kleiner Lymphozyten. Zwei typische Immunoblasten in Bildmitte

c) reaktive immunoblastische Lymphopoese mit lymphoidzelliger Prägung bei M. Pfeiffer, Phase der T-Zellbildung (s. a. Abb. 72, 73)

Abb. 26. Blutausstrich oder Leukozytenkonzentrat (Vergr. 1200×)

a) kleine Lymphozyten, Unterschied B- oder T-Zellen nicht erkennbar

b) größere Lymphozyten mit Azurgranulation, wahrscheinlich vorwiegend Suppressorzellen

c) großer Lymphozyt mit Azurgranula „large granular lymphocyte" (LGL), „natural killer cell" (NK-Zelle) (Vergr. 1500×)

lie hat zu dem Begriff der *lymphatischen Reizform* geführt, manchmal als Vorläufer einer Umwandlung in Plasmazellen (Plasmoblasten).

Großer Lymphozyt: Die großen Lymphozyten sind vor allem durch einen Zuwachs an Zytoplasmaweite gekennzeichnet. Der Farbton des Zytoplasma zeigt häufig ein helleres Blau; Azurgranula können in größerer Anzahl auftreten. Der Kern verhält sich nach Form, Größe und Chromatinstruktur unterschiedlich; er ist meist transparenter als bei den kleinen Lymphozyten. In dieser Zellkategorie sind vermutlich die sog. NK-Zellen (s. o.) angesiedelt (LGL = *large granular lymphocytes*); ebenso Lymphoidzellen.

NB: Gelegentliche spindel- oder schiffchenförmige Verformung der Lymphozyten ist wohl zumeist als Artefakt zu werten; eine Erstarrung von speziellen Bewegungsformen zum Zeitpunkt des Blutausstriches wird diskutiert.

3.6.2 Plasmazellen

Mit der Übernahme der Plasmazellen in das lymphatische Zellsystem ist neuen Erkenntnissen über die reaktive Entstehung von Plasmazellen aus B-Lymphozyten Rechnung getragen. Morphologisch läßt sich diese lymphatische Genese über blastoide, reichlich Ribonukleinsäure enthaltende Vorstufen (Plasmoblasten; s. Abb. 27c) nur im lymphatischen Gewebe eindeutig belegen; für die Knochenmarksplasmazellen ist eine solche Entstehung morphologisch nicht ohne weiteres nachvollziehbar.

Sowohl die lymphatischen als auch die im Knochenmark nachweisbaren Plasmazellen bilden Immunglobuline.

Eine prinzipielle morphologische Unterscheidung zwischen den beiden Kategorien von Plasmazellen ist ziemlich schwierig. Die lymphatischen Plasmazellen sind in der Regel die kleineren Elemente, wenn man nur die Endzellen betrachtet; auch sind sie meist weniger vakuolisiert. Ihre perinukleäre Aufhellungszone zeigt geringere Ausprägung (s. Abb. 27d).

Wichtig ist die Tatsache, daß höchstwahrscheinlich nur die lymphatischen Plasmazellen unter reaktiven Bedingungen in das periphere Blut gelangen.

Abb. 27. Lymphozytenformen bei Pappenheim-Färbung und Relevanz zytochemischer Differenzierungsverfahren ▶
a) azurgranulierte Suppressorzelle
b) NK-Zelle (LGL)
c) lymphatischer Plasmoblast (B-Zelle)
d) lymphatische Plasmazelle
e) Lymphozyt mit kleinem Satellitenkern (Chromosomenaberration?)
f) sog. Spindel-Lymphozyten
g) Lymphoidzellen
h) Zentrozyten
i) T-Lymphozyten mit fokal positiver saurer Phosphatase-Reaktion
k) Lymphozyten mit granulär positiver saurer Phosphatase-Reaktion (eher bei B-Lymphozyten vorkommend)
l) T-Lymphozyten mit fokal positiver saurer Esterase-Reaktion
m) DAP IV (Reaktion auf Dipeptidylpeptidase [s. S. 116]) positive T-Lymphozyten
n) einzelner T-Lymphozyt ↙ unter B-Lymphozyten bei CLL (DAP-IV-Reaktion)
o) derselbe Fall wie n), jedoch Pappenheim-Färbung. Helferzelle ↗

NB: Nur in einer fast ausschließlich aus B-Lymphozyten bestehenden Population lassen sich T-Helferzellen als kleinere Zelltypen mit sehr dichtem Kernchromatin auch bei konventioneller Färbetechnik vermuten!

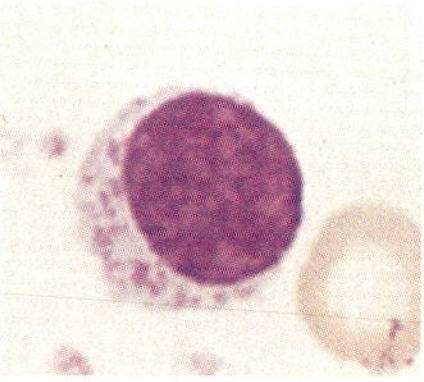
27a

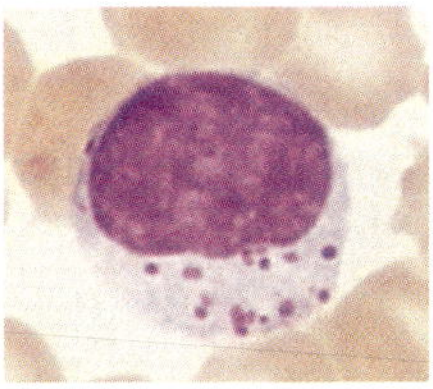
27b

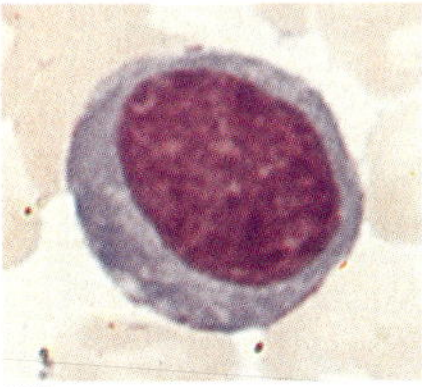
27c

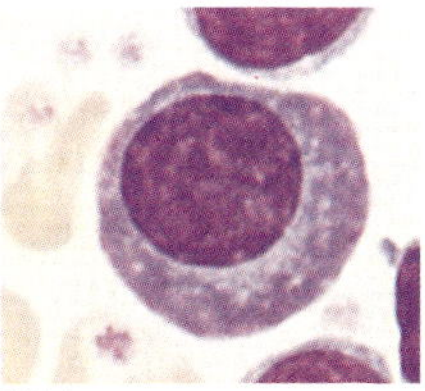
27d

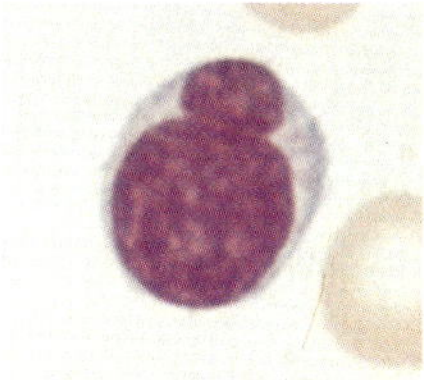
27e

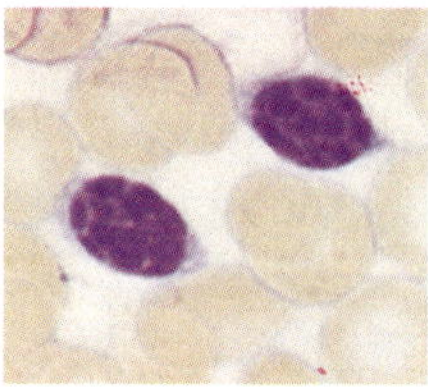
27f

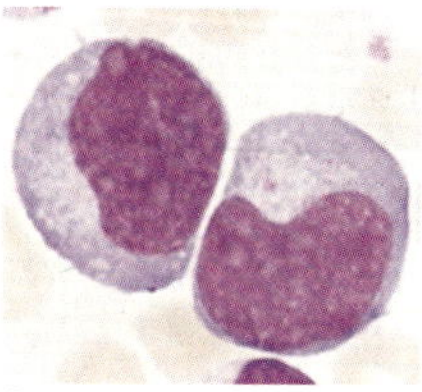
27g

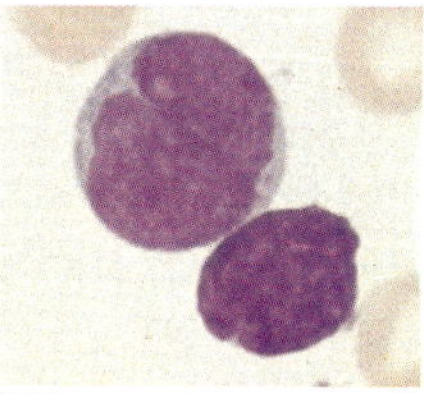
27h

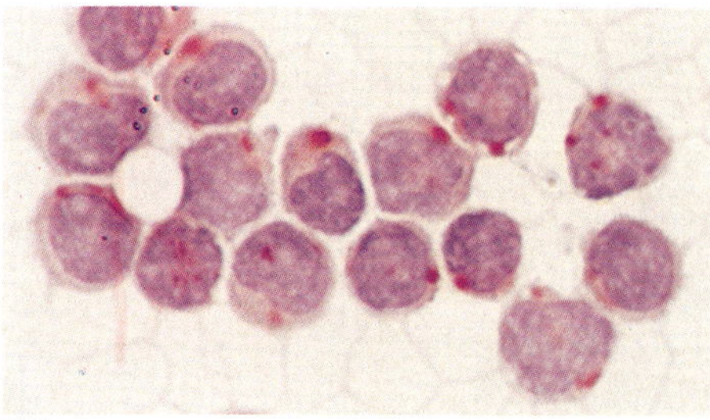
27i

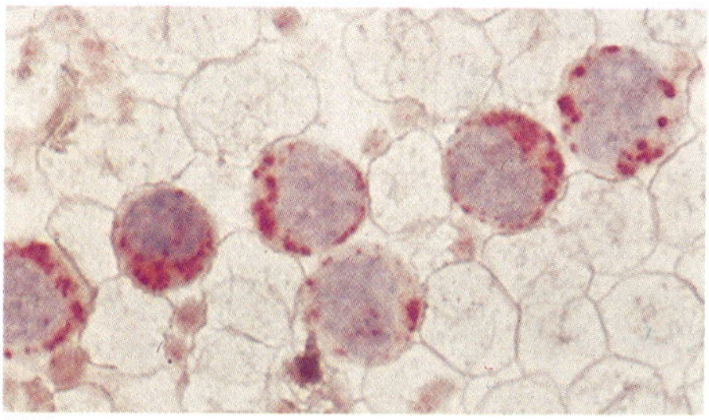
27k

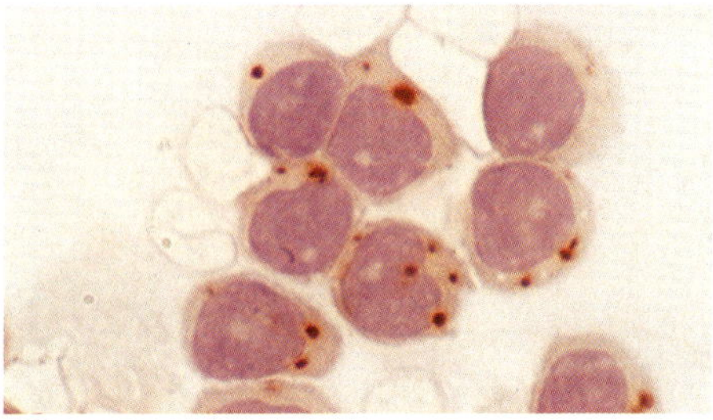
27l

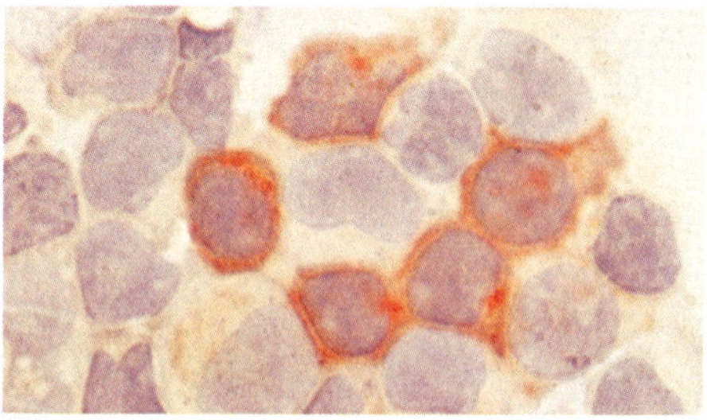
27m

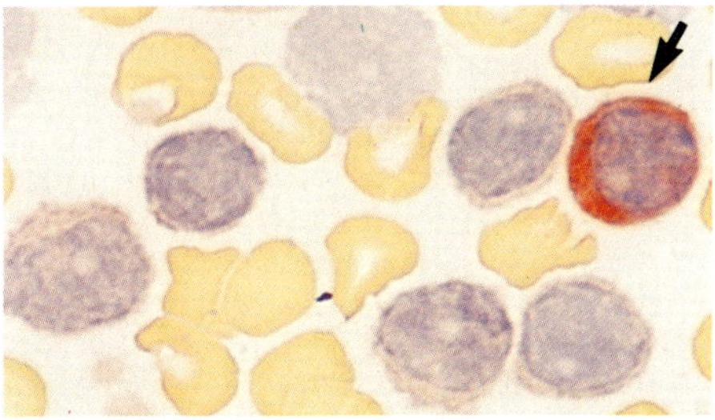
27n

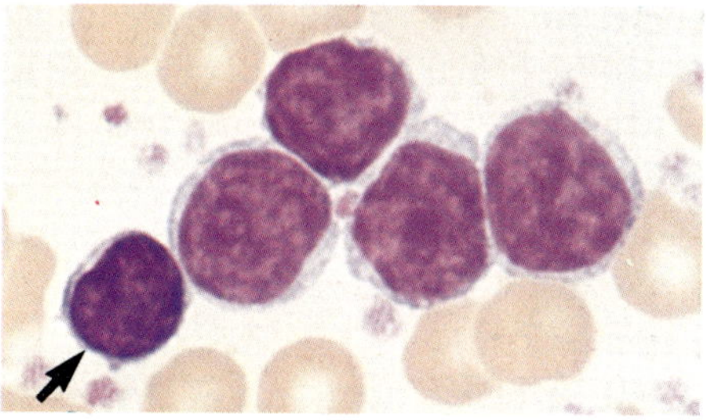
27o

Die *Knochenmarksplasmazellen* liegen im Markbröckelausstrich isoliert oder in kleineren Gruppen zusammen, oft um eine Sinusoidzelle herum (s. Abb. 21 c). Der Zellkern ist meist exzentrisch gelagert, kreisrund und durch ausgesprochen grobtropfige Chromatinstruktur ausgezeichnet. Zwischen den einzelnen Chromatinpartikeln sind schmale helle Felder, wodurch der Eindruck einer „Radspeichenstruktur" entsteht. Zwei- und mehrkernige Zellformen kommen vor. Das Zytoplasma ist meist kornblumenblau, in manchen Elementen auch himmelblau, breite und häufig fleckförmige perinukleäre Aufhellungszone, oft Vakuolen im Zytoplasma von unterschiedlicher Anzahl und Größe. Diese Vakuolen unter besonderen funktionellen Bedingungen von opaleszierenden Tropfen *(Russell-Körperchen)* erfüllt, die erstarrten Globulinen entsprechen. Breite Skala von einzelnen Tropfen bis zur vollständigen Anfüllung des Zellkörpers mit großen kugelförmigen Gebilden, die sogar den Kern überdecken und nach Sprengung der Zellmembran zwischen anderen Markelementen verstreut liegen können. In manchen Plasmazellen ergeben die Russell-Körper eine positive PAS-Reaktion. Selten auch intraplasmatische Einlagerung von Eiweißkristallen, ebenso selten azurophile Plasmaeinschlüsse und tropfige Gebilde innerhalb des Zellkerns.

Eine rötliche Tingierung des Zytoplasma wird mit dem Begriff der „flammenden" Plasmazelle gekennzeichnet; funktioneller Hintergrund noch nicht völlig geklärt, möglicherweise verstärkte Bildung von Immunglobulin A.

Ein zytologisches Kuriosum sind *im Abbau begriffene Plasmazellen.* Das Kernchromatin hellt sich auf, das Zytoplasma vergrößert sich erheblich und zeigt gespinstartige Reststrukturen.

3.6.3 Leitsätze zur Lymphopoese

▷ Der Begriff „Lymphoblast" bleibt für den Bereich der akuten Leukosen reserviert. Blastenformen, die bereits unter physiologischen Bedingungen im lymphatischen Gewebe (= Lymphknotentupfpräparat) nachweisbar sind, entsprechen Zentroblasten oder Immunoblasten (s. Abb. 25 a, b).

▷ Lymphozyten können durch Ausstrich- und Färbetechnik morphologisch in besonderem Maße umgewandelt und sogar entstellt werden.

▷ Die moderne Lymphozytenforschung hat sich durch den sicheren Nachweis der Umwandlungsfähigkeit des Lymphozyten zu Blasten-

Abb. 28. Plasmazellen ▶

a) lymphatische Plasmoblasten (Vorläufer der Blutplasmazellen); s. a. Abb. 27 d, 71 b

b)–c) typ. Knochenmarksplasmazellen (im Normbereich liegende Größenunterschiede)

d) doppelkernige Knochenmarksplasmazelle

e)–g) Eiweißeinschlüsse in Plasmazellen

g) sog. Mott-Zelle

h) Russell-Körper in Plasmazelle (erstarrte Globuline) mit pos. PAS-Reaktion

i) sog. flammende Plasmazelle

k) regressive Veränderungen in einer absterbenden Plasmazelle

NB: Die Plasmazelle × in c) steht wahrscheinlich kurz vor einer Mitose und repräsentiert das Maximum der Normgröße.

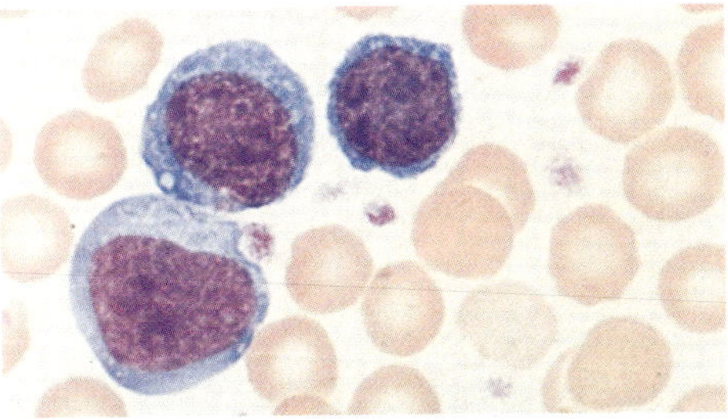
28a

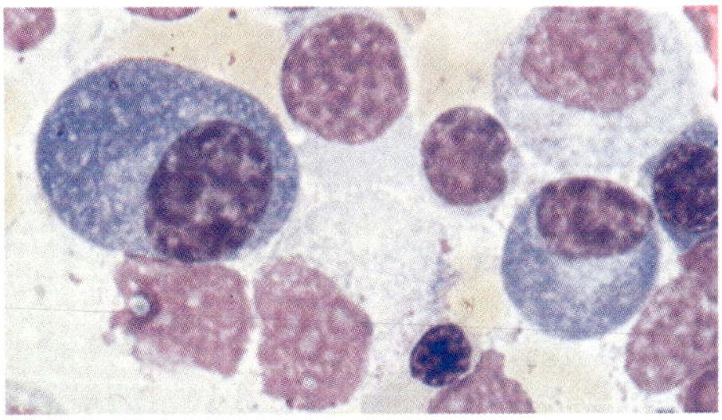
28b

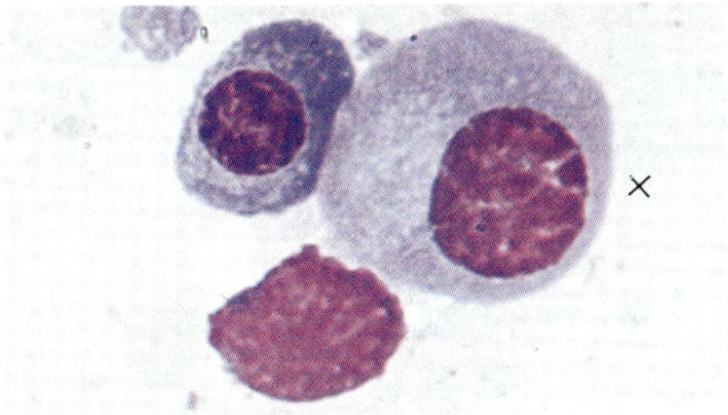
28c

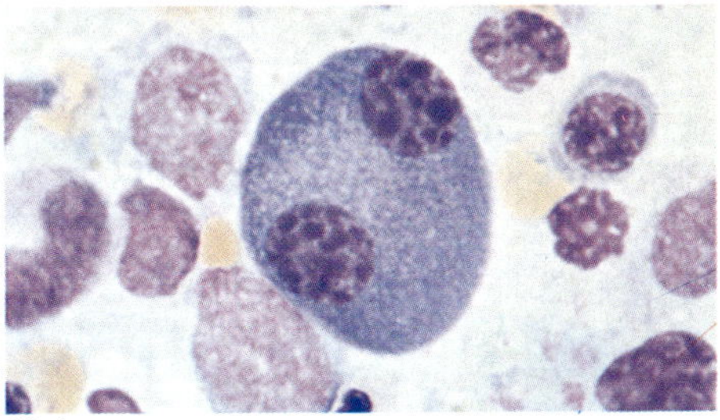
28d

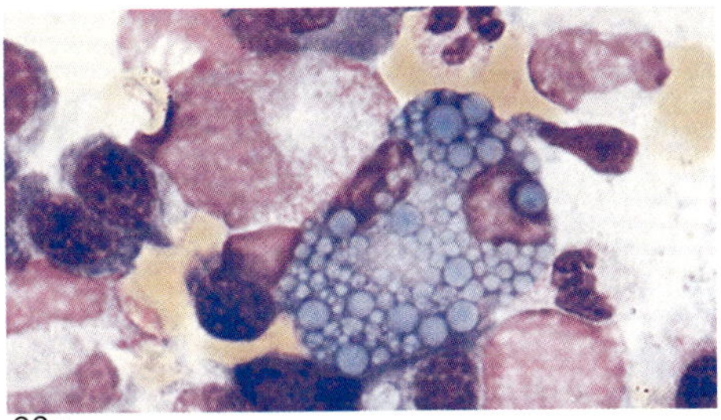
28e

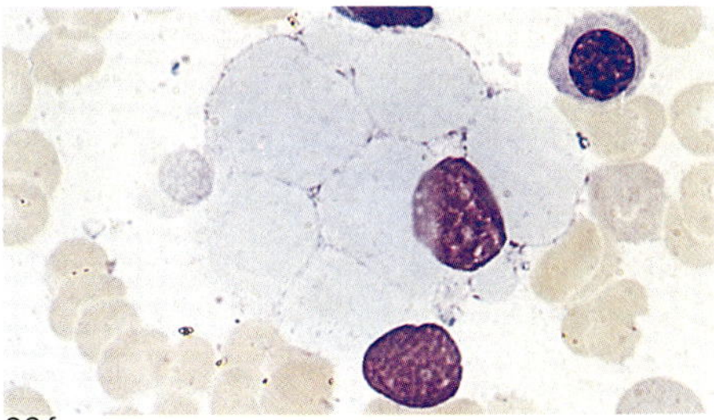
28f

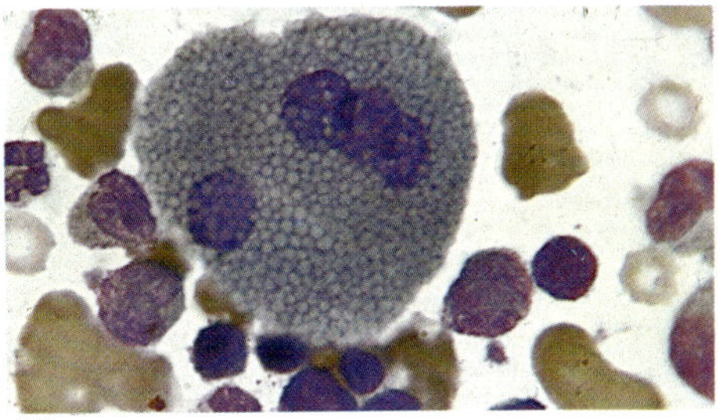
28g

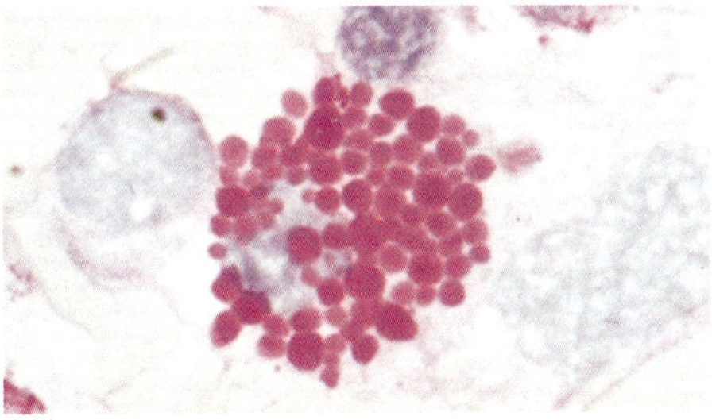
28h

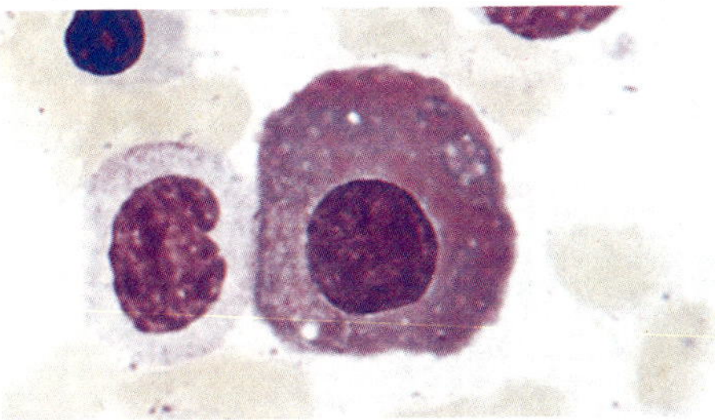
28i

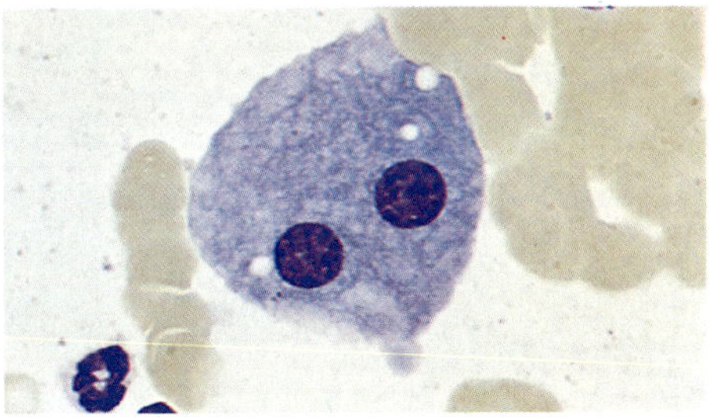
28k

formen in der PHA*-Kultur sowie durch die Beobachtung gegenläufiger Vorgänge von einer allzu starren Einteilung der Lymphozyten nach rein morphologischen Kriterien gelöst. In der Regel deklariert man alle lymphatischen Zellen des peripheren Blutes schlechthin als Lymphozyten, wobei nur besondere Formen oder Merkmale eine Zusatzbezeichnung erhalten (z. B. Azurgranulierte, Reiz- oder Reaktionsformen; Lymphoide).

▷ Die Unterscheidung von T-(= Thymus) und B-(= Knochenmark) Lymphozyten und deren Subpopulationen, die jeweils spezielle immunologische Funktionen wahrnehmen, ist mit speziellen Färbemethoden (saure Phosphatase, saure Esterase, DAP IV) nur teilweise, mit monoklonalen Antikörpern jedoch sehr zuverlässig möglich (z. B. Leu 3a = Helferzellen, Leu 2a = Suppressor/zytotoxische Lymphozyten).

▷ Kinder zeigen in den ersten Lebensjahren eine physiologische Lymphozytose von 50–70%, die sich im Schulkindalter langsam zurückbildet. Die kindlichen Lymphozyten weisen keine morphologischen Besonderheiten auf.

▷ Der prozentuale Anteil der Lymphozyten an der Leukozytenformel des peripheren Blutes ist unter physiologischen Bedingungen nicht starr nach oben hin begrenzt. Lymphozytenwerte von 40–50% können vorübergehend ohne krankhafte Bedeutung vorkommen, bedürfen allerdings stets der Kontrolle. Bei unter 20% Lymphozyten (= <1000/μl) liegt eine absolute Lymphopenie vor, sofern der Granulozytenanteil im Differentialblutbild normal bzw. unwesentlich erhöht ist.

---

* Phythämagglutinin oder andere Mitogene.

4 Morphologische Differentialdiagnose der wichtigsten Zellformen

Es werden bewußt nur solche Zellelemente des Knochenmarkes oder des Blutes zur vergleichenden Betrachtung herangezogen, deren Unterscheidung erfahrungsgemäß gelegentlich Schwierigkeiten bereitet.

Tab. 1. Morphologische Differentialdiagnose der wichtigsten Zellformen

Zellart	*Zellform*	*Kern*	*Nukleolen*	*Zytoplasma*
Proerythroblast 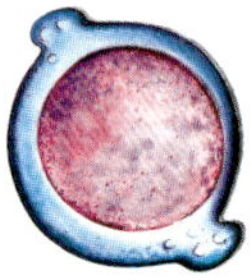	kreisrund	kreisrund; Chromatin dicht verflochten, wenig transparent	3–5; meist überdeckt	kornblumenblau; sichel- und punktförmige perinukleäre Aufhellung. Granula ∅. Spezifikum: „Öhrchen"
Myeloblast 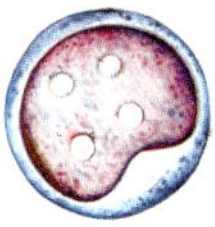	mäßig entrundet	vielgestaltig gebuchtet. Chromatin feinnetzig, transparent	1–5; meist gut erkennbar hellblau oder blaß	mittel- bis hellblau. Schmaler als bei Proerythroblast, auch perinukl. Aufhellung weniger ausgeprägt. Granula ∅
„Lymphoblast" lymphatische Reaktionsform	Spur entrundet 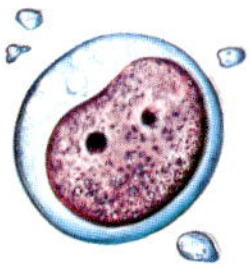	mäßig entrundet und gebuchtet. Chromatin grobnetzig, transparent	1–2; Sichtbarkeit unterschiedlich hellblau oder blaß	wie Myeloblast, vielleicht Plasmasaum etwas weiter und leichter lädierbar. Perinukl. Aufhellung vorwiegend kleintropfig. Granula ∅
Normoblast 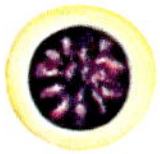	kreisrund	kreisrund, zentral angeordnet. Chromatin intensiv gefeldert, starke Hell-Dunkel-Kontraste	keine	schmal, ungranuliert. Grundfarbe basophil, poly- oder orthochromatisch
Lymphozyt 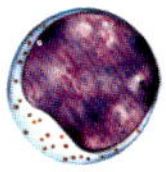	rund-oval	rund oder gebuchtet, weniger kontrastreich gefeldert, grobschollig marmoriert	1–4; meist unsichtbar	meist schmal und halbmondförmig; mittelhell-basophil, feintropfig aufgehellt, manchmal azurgranuliert
Plasmazelle 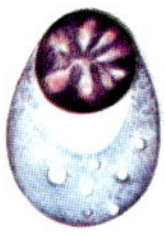	länglich-oval; trapezförmig	kreisrund; Chromatin grobtropfig mit hellen Aussparungen, meist exzentrisch gelagert	1; meist unsichtbar	weitsäumig, unregelmäßig begrenzt, tief basophil. Grobfleckige perinukleäre Aufhellung, daneben Vakuolen. Spezifisch, aber selten: Russell-Körperchen

Zellart	*Zellform*	*Kern*	*Nukleolen*	*Zytoplasma*
Promyelozyt 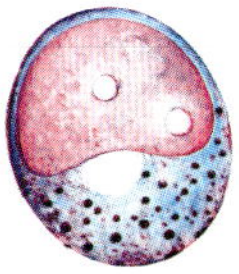	rund-oval	rund, oval, manchmal einseitig abgeflacht oder eingebuchtet, Chromatin mäßig dicht, feinmaschig	2–3; oft nur angedeutet erkennbar	mittel-hell-basophil, Aufhellung in Nähe der Kernbucht (Zentrosphäre), azurophile Granulation
Monozyt 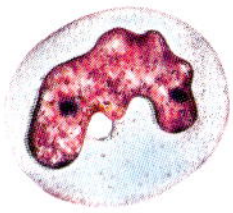	vorwiegend rund	eingebuchtet und vielgestaltig gelappt, Chromatin grobmaschig, transparent	1–2	hell-basophil-taubenblau, feine Azurgranulation
Myelozyt 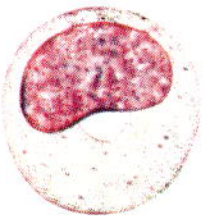	mehr rund als oval	länglich-oval, auch angedeutet bohnenförmig, Chromatin mäßig dicht, inhomogen	1–2; meist unsichtbar	zart grau-braun-rosa mit feinen violetten Granula. Kleine helle Zentrosphäre
Metamyelozyt 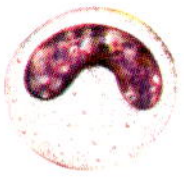	vorwiegend rund	bohnenförmig; Chromatin dicht, grobschollig mit distinkten Verklumpungen	keine	wie Myelozyt, aber keine Zentrosphäre
Eosinophiler Granulozyt 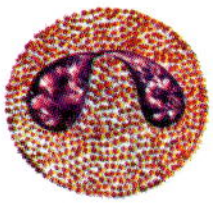	rund	meist doppeltsegmentiert	keine	Grundfarbe hellblau (meist verdeckt). Dicht gelagerte, kleinkugelige rote oder braun-rote Granula
Basophiler Granulozyt 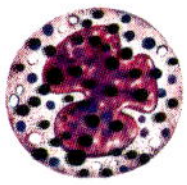	rund	kleeblattförmig oder plump segmentiert	keine	Grundfarbe rosa. Locker verteilte schwarzviolette Granula, vor allem am Zellrand und zwischen den Segmentlücken lokalisiert. Daneben Vakuolen

4.1 Zustandsbilder aus normalem Knochenmark

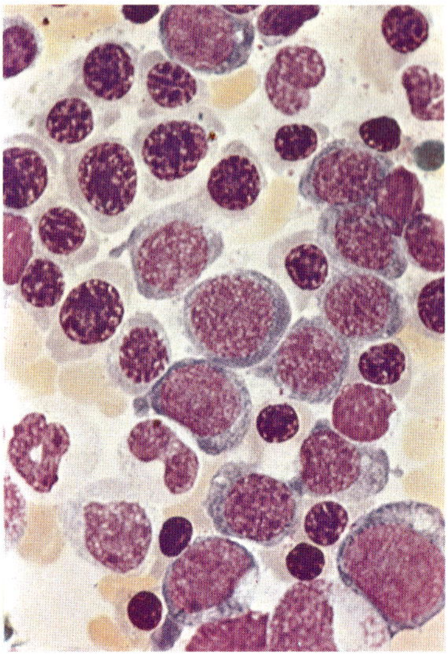

29a

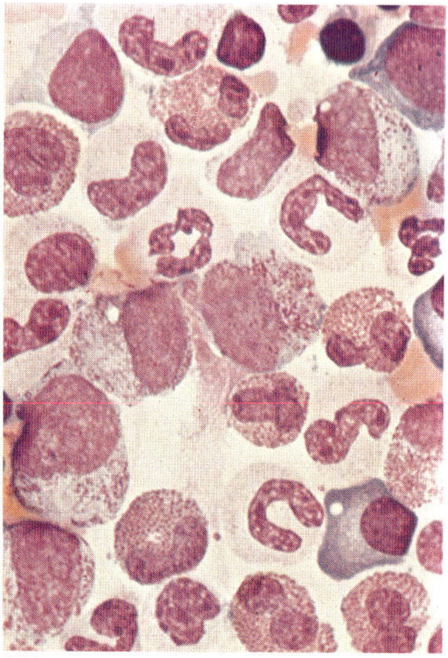

29b

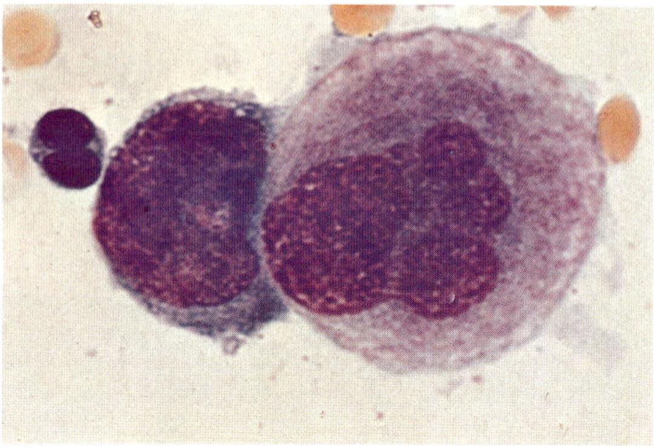

29c

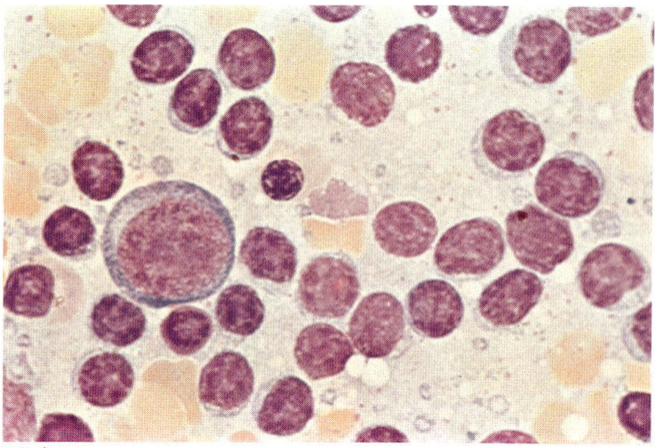

29d

Abb. 29. Zustandsbilder aus normalem Knochenmark

a) Zone mit erythropoetischer Aktivität[1] (Vergr. 1:1000)
b) regulär ausreifende Granulopoese[1] mit Eosinophilen und Plasmazelle (Vergr. 1:1000)
c) Megakaryoblast (links) und reifer Megakaryozyt (rechts) (Vergr. 1:1000)
d) Ausschnitt aus einem physiologischen Lymphknötchen des normalen Knochenmarks (Vergr. 1:1000)

---

[1] Normalerweise beträgt der Anteil von Zellen der Erythropoese 20–25%, von Zellen der Granulopoese 60–70%, entsprechend einem GE-Index von 3,0–3,5. Die restlichen 10% entfallen auf Lymphozyten, Plasmazellen, Makrophagen. Auf 1000 Markzellen rechnet man 4–5 Megakaryozyten. (Diese Verhältniszahlen wurden bei Auszählungen von mehrmals 1000 Zellen in technisch absolut einwandfreien Bröckelquetschpräparaten ermittelt bei sog. Normalpersonen.)

4.2 Normales Myelogramm

Tab. 2 Normale Verteilung der Zellen im Myelogramm bei 12 Erwachsenen (nach Wintrobe et al. 1981)

	Mittel (%)	von bis %	95%-Konfidenz-intervall
Neutrophile (gesamt)	53,6	49,2–65,0	33,6–73,6
Myeloblasten	0,9	0,2– 1,5	0,1– 1,7
Promyelozyten	3,3	2,1– 4,1	1,9– 4,7
Myelozyten	12,7	8,2–15,7	8,5–16,9
Metamyelozyten	15,9	9,5–24,6	7,1–24,7
Stabkernige	12,4	9,6–15,3	9,4–15,4
Segmentkernige	7,4	6,0–12,0	3,8–11,0
Eosinophile (gesamt)	3,1	1,2– 5,3	1,1– 5,2
Myelozyten	0,8	0,2– 1,3	0,2– 1,4
Metamyelozyten	1,2	0,4– 2,2	0,2– 2,2
Stabkernige	0,9	0,2– 2,4	0– 2,7
Segmentkernige	0,5	0– 1,3	0– 1,1
Basophile und Mastzellen	<0,1	0– 0,2	
Erythropoese (gesamt)	25,6	18,4–33,8	15,0–36,2
Makroblasten	0,6	0,2– 1,3	0,1– 1,1
basophile Normoblasten	1,4	0,5– 2,4	0,4– 2,4
polychromatische Normoblasten	21,6	17,9–29,2	13,1–30,1
orthochromatische Normoblasten	2,0	0,4– 4,6	0,3– 3,7
Lymphozyten	16,2	11,1–23,2	8,6–23,8
Plasmazellen	1,3	0,4– 3,9	0– 3,5
Monozyten	0,3	0– 0,8	0– 0,6
Megakaryozyten	<0,1	0– 0,4	
Retikulumzellen	0,3	0– 0,9	0– 0,8

4.3 Zytochemie der normalen Blut- und Knochenmarkszellen

Tab. 3 Zytochemie der normalen Blut- und Knochenmarkszellen

Zelltyp	*Peroxidase*	*Esterase*[1]	*PAS*	*s. Phosph.*[2]	*Besondere Anmerkungen*
Myeloblast	∅–((+))	((+))	∅–diff.*(+)	∅–((+))	
Promyelozyt	++	(+)	diff. (+)	feingr.** (+)	
Myelozyt	++	((+))	diff. (+)	feingr. (+)	
Metamyelozyt	++	((+))	diff. (+)	diff. ((+))	
Stabkerniger	++	((+))	+–++	diff. ((+))	ALP, Stärke 0–4
Segmentkerniger	++	((+))	++	diff. ((+))	*(Skizze siehe unten)*
Eosinophiler (Granula)	++	∅	∅ (Plasma +)	diff. +	
Basophiler (Granula)	z. T. +	∅	++	∅	Metachromasie mit Toluidinblau
Monozyt (und Vorstufen)	∅–+	++	diffus +	++	
Lymphozyt	∅	fokal z. T. + (saure Est.!)	z. T. gran. +	oft + feingranulär und fokal	T-Lymphozyten DAP IV pos.
Lymphatische Reaktionsformen	∅	fokal z. T. +	z. T. gran. +	diff. gran. +	
Plasmazelle	∅	+	diffus +	granul. ++	Russell-Körper z. T. PAS +
Proerythroblast	∅	fokal +	∅	fokal (+)	
Normoblast	∅	diff. (+)	∅	fokal ((+))	
Megakaryozyt u. Vorstufen	∅	+	(+)–++	++	
Thrombozyten	∅	+	+	+	
Makrophagen	∅–+–++	++	+	++	Peroxidase + je nach phagozyt. Material
Gewebsmastzellen (Granula)	(+)	∅	+	∅	Metachromasie mit Toluidinblau

[1] = unspezifische Esterase (hemmbar durch Natriumfluorid)
[2] = Reaktion auf saure Phosphatase
* = diffus, ** = feingranulär

Alkalische Leukozytenphosphatase (ALP)
(s. a. Abb. 63a)–d)

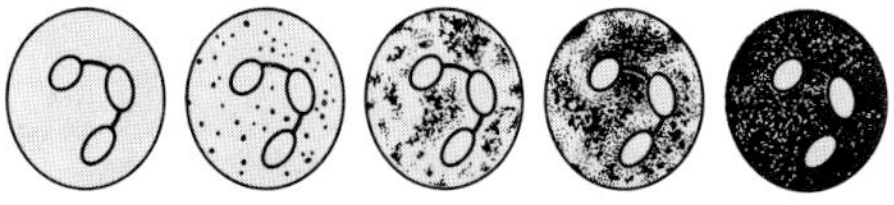

Stärke 0 1 2 3 4

5 Morphologie krankhafter Veränderungen im Blut und Knochenmark

5.1 Pathomorphologie der Erythropoese

5.1.1 Leitsätze zur Erythrozytenmorphologie

▷ Anisozytose (= Größenunterschiede der Erythrozyten) ist ein unspezifisches morphologisches Merkmal sämtlicher Anämien und findet sich in geringem Ausmaß auch unter normalen Bedingungen.

▷ Poikilozytose (= Formunterschiede der Erythrozyten) ist Ausdruck einer schweren Störung der Erythropoese, einer Hb-Pathie, einer extramedullären Erythropoese oder einer peripheren Läsion der Erythrozyten.

▷ Poikilozytose ist meist mit einer ovalen Verformung der Erythrozyten vergesellschaftet und kennzeichnet damit eine ineffektive oder aplastische Erythropoese (Panmyelopathie, perniziöse Anämie, myelodysplastische Syndrome).

▷ Im Gegensatz zur ovalen Erythrozytenverformung stehen die *hypochrome Anulozytose* des Eisenmangels und die *Mikrosphärozytose* hämolytischer Anämien.

▷ Die sorgfältige Beachtung der unter den beiden vorhergehenden Punkten angegebenen Kriterien ermöglicht bei den meisten Anämien bereits eine zutreffende Kategorisierung. Wichtig sind dabei auch die Retikulozytenwerte, besonders im Verhältnis zum Aktivitätsgrad der Erythropoese im Knochenmarkpunktat.

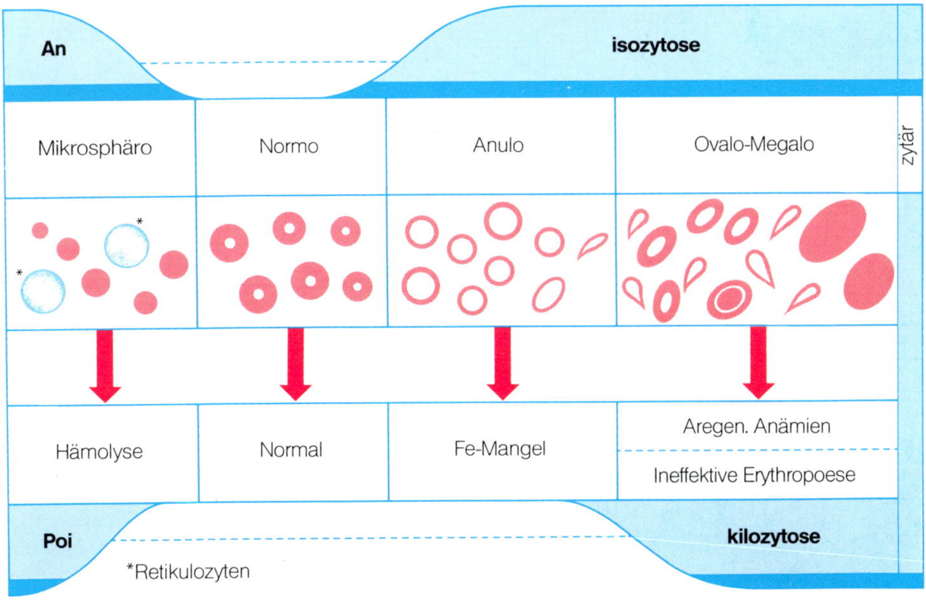

Abb. 30. **Erythrozytenmorphologie als Wegweiser zur Differentialdiagnose der Anämien**

5.1.2 Eisenmangelanämie

▶

Abb. 31. Unterste Normgrenze bezüglich der Größenunterschiede (Anisozytose) und zentraler Aufhellung (= Hb-Füllung) der Erythrozyten. Bei ↙ Stechapfelform = Kunstprodukt (Hb ♀ = 12 g%)

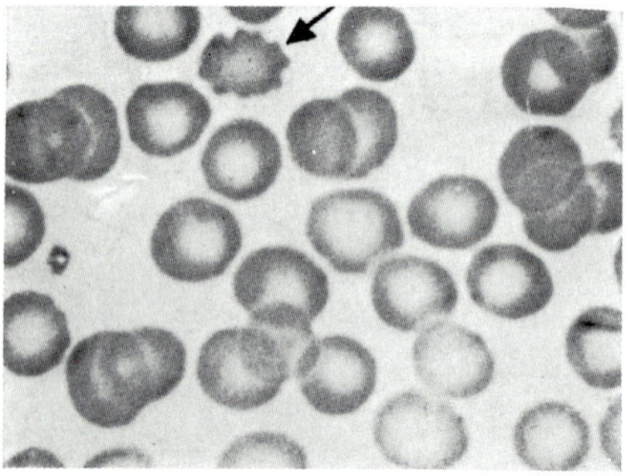

31

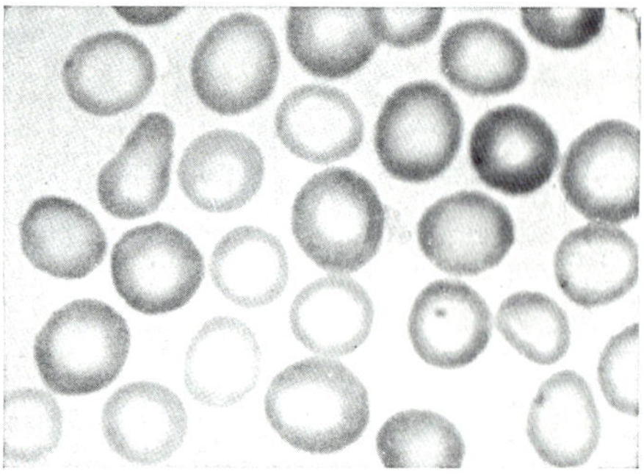

32 a

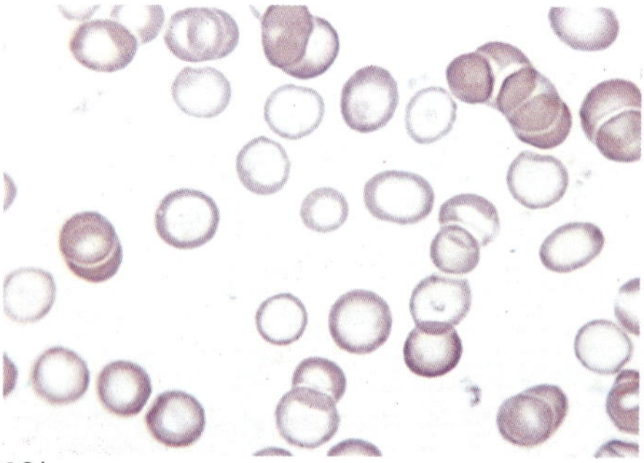

32 b

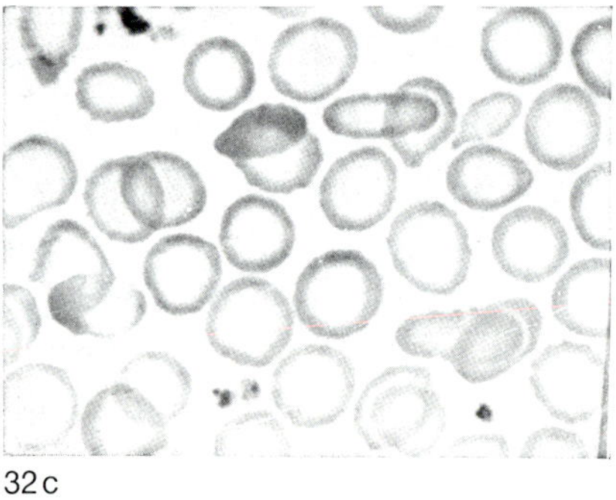

32 c

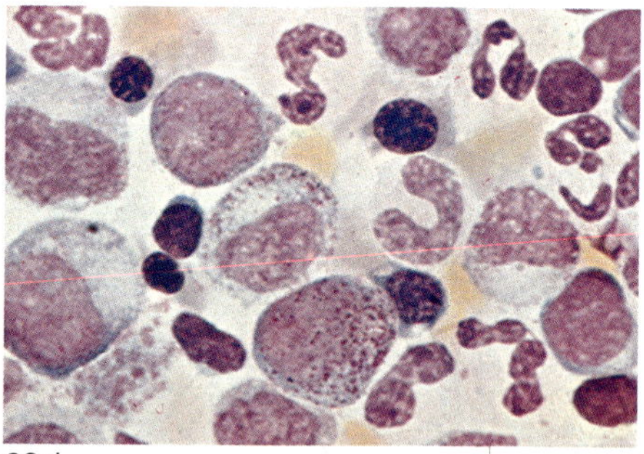

32 d

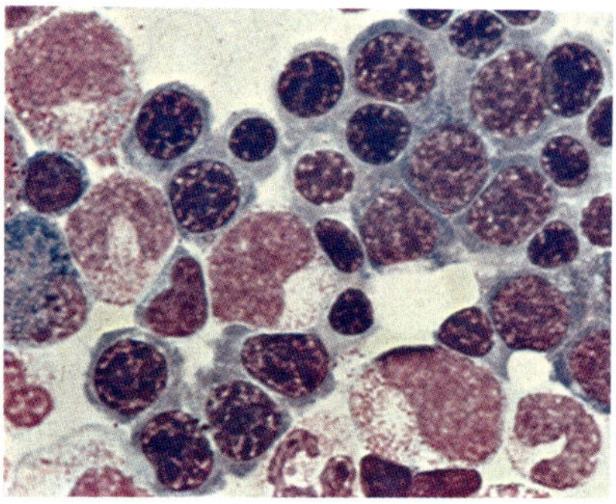

32 e

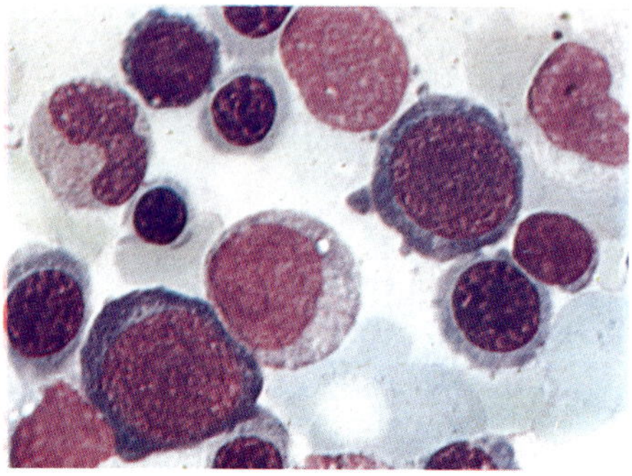

32 f

5.1.3 Perniziöse Anämie

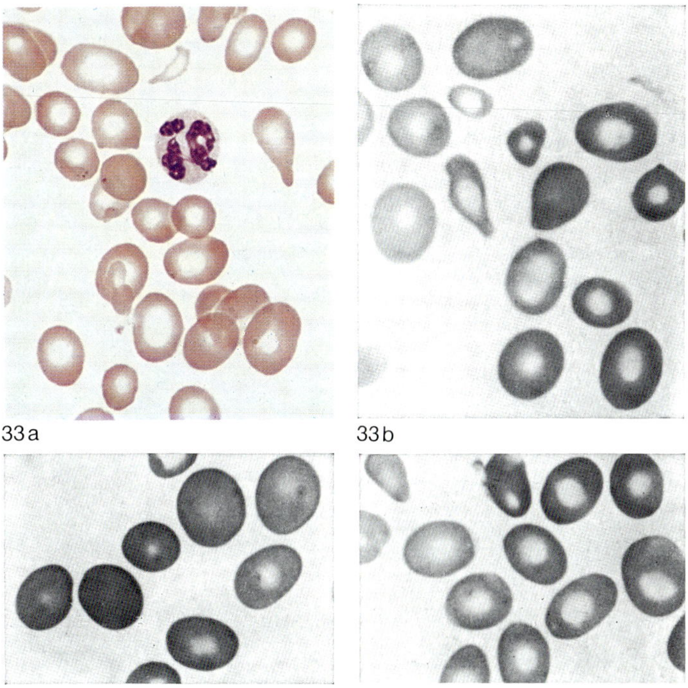

Abb. 33. Perniziöse Anämie

a) typisches Blutbild mit ovaler Aniso-Makrozytose und Poikilozytose der Erythrozyten sowie Übersegmentierung der Granulozyten (Vergr. 1:1000)

b)–d) ausgeprägte Erythrozytenmorphologie bei perniziöser Anämie: Hyperchromie, ovale Makrozytose (Megalozytose), Poikilozytose (Vielgestaltigkeit der Erythrozyten, z.B. Keulen-, Birnen- und Zwergformen)

NB: Beachte die außerordentlichen morphologischen Unterschiede zum Eisenmangel!

◀ **Abb. 32. Eisenmangelanämie**

a) Anisozytose, mäßige Hypochromie (ausgedrückt durch Ringform der Erythrozyten = Anulozytose, daneben auch normale Ery). Chronische Infektanämie; viele andere Ursachen, z.B. renale Anämie. Typisches Erythrozytenbild der sog. sekundären Anämie

NB: Viele Infektanämien sind lange normochrom!

b) Anulozytose und (nicht obligate) Mikrozytose stärkeren Ausmaßes. Chronische Blutungsanämie

c) Anulozytose schwersten Grades. „Essent." Fe-Mangelanämie, kein Blutverlust, fragliche Resorptionsstörung (82jähriger Patient ♀)

d) Knochenmarkbefund bei Infektanämie (Erythropoese gegenüber der Granulopoese nicht gesteigert) (Vergr. 1:800)

e) Knochenmarkbefund bei subakuter Blutungsanämie: Lebhaft regenerierende, gut ausreifende Erythropoese mit Zellen aller Reifegrade (Normoblasten basophil!)

f) Knochenmarkbefund bei echter chronischer Fe-Mangelanämie: Geringere Stimulierung der Erythropoese als in e), jedoch immer noch verstärkte Regeneration (Proerythroblasten+)

NB: Sog. Riesenstabkernige, typisch für perniziöse Anämie (s. dort), werden gelegentlich auch bei Fe-Mangelanämie gefunden!

5.1.4 Das Speichereisen im Knochenmark

Der zytochemische Nachweis erfolgt mit einer *Berliner-Blau-Reaktion*. Speichereisen sind Ferritin und Hämosiderin. Ferritin entzieht sich unter normalen Bedingungen z. T. der zytochemischen Demaskierung; bei Vermehrung verursacht es blaue Schleier und Schlieren. Hämosiderin wird nahezu quantitativ in Körnchen- und Tropfenform nachgewiesen. Das Speichereisen ist ausschließlich in den Zellen des RHS (MMS) lokalisiert und deshalb nur in Markausstrichen, die reichlich *Bröckelmaterial* enthalten, zytochemisch darstellbar. Dieses Makrophageneisen kann nach der Qualität und Quantität seiner Speicherung beurteilt werden (Grad 0–6+); hinzu kommen Speicherungsvorgänge in den Sinusendothelien.

Eine derartige Beurteilung ist Trainings- und Erfahrungssache und kann nicht allein aus einigen Abbildungen erlernt werden, zumal die Verteilung des Speichereisens in einzelnen Bröckelanteilen des Markaspirates durchaus unterschiedlich sein kann, so daß Fehlinterpretationen (falsch negativ) auch bei geübten Untersuchern immer wieder vorkommen. Zur Vermeidung unzureichender Färbeergebnisse ist eine sorgfältige *Entfettung* der Präparate (s. S. 114) notwendig.

Abb. 34 a)–g). Unterschiedliches Verhalten des Speichereisens im Knochenmark ▶

[Vergr. 1:120; in c) und g) 1:1000]

a) Normalbefund

b) Speichereisen komplett ∅ (echter Fe-Mangel)

c) physiologischer Sideroblast mit drei Siderosomen

d) Speichereisen mäßig vermehrt (mittelschwerer Infekt)

e) Speichereisen stark vermehrt (viele Ursachen, häufiger Befund bei schweren Infekten, Kollagenosen und Neoplasien ohne wesentlichen Blutverlust)

f) Speichereisen extrem vermehrt (Siderachresie; Transfusionssiderose; Hämochromatose)

g) Therapie – Eisengranula in Sinusendothelien nach Fe-Gaben i.v. oder bei Zuständen von Fe-Überladung (iron overload)

NB: Die Differentialdiagnose der Fe-Mangelanämien (echter Fe-Mangel oder sog. Infektanämie) wird durch die zytochemische Bestimmung des Speichereisens wesentlich erleichtert [s. Abb. 34 b) im Vergleich zu d) und e)]. Der Nachweis von Sideroblasten [s. Abb. 34 c)] im Knochenmarkpunktat schließt das Vorliegen eines echten Eisenmangels, aber auch einer Infektanämie weitestgehend aus. Vermehrung der Sideroblasten mit Zunahme siderophiler Granula ist stets verdächtig auf eine ineffektive Erythropoese oder auf Hämolyse [sideroachrestische Anämie, s. Abb. 42 c)]. Renale Anämien verhalten sich unterschiedlich.

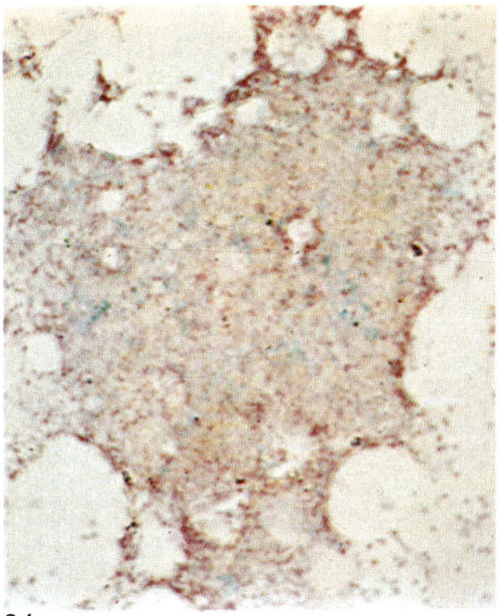
34 a

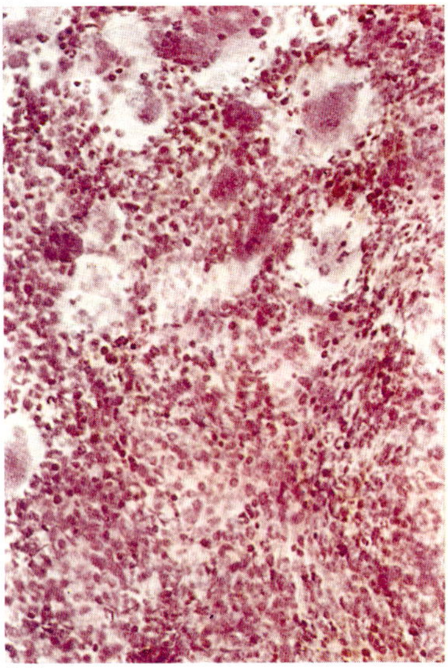
34 b

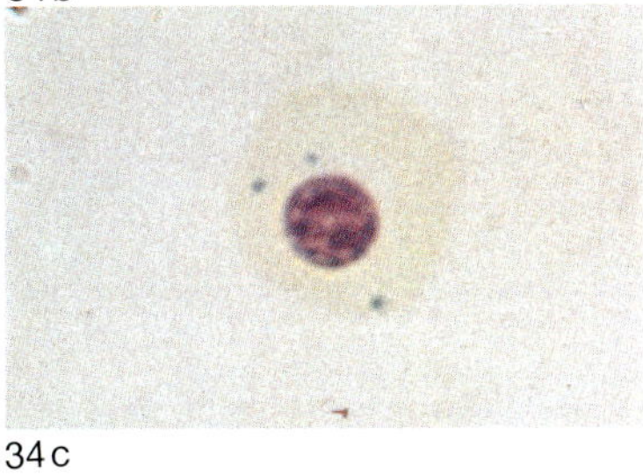
34 c

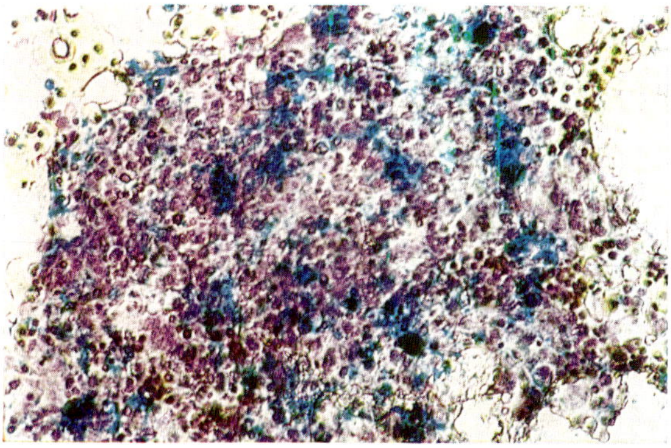
34 d

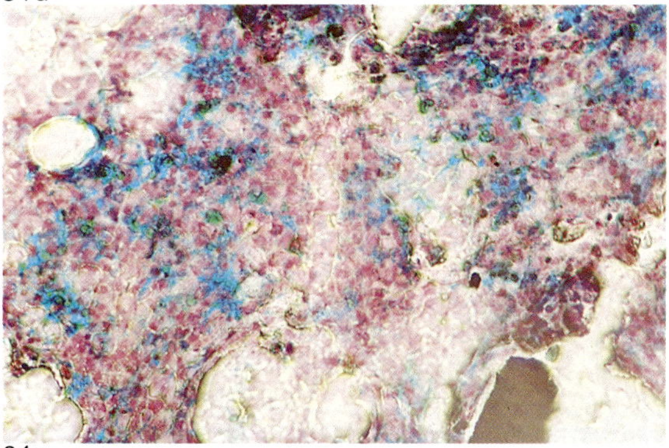
34 e

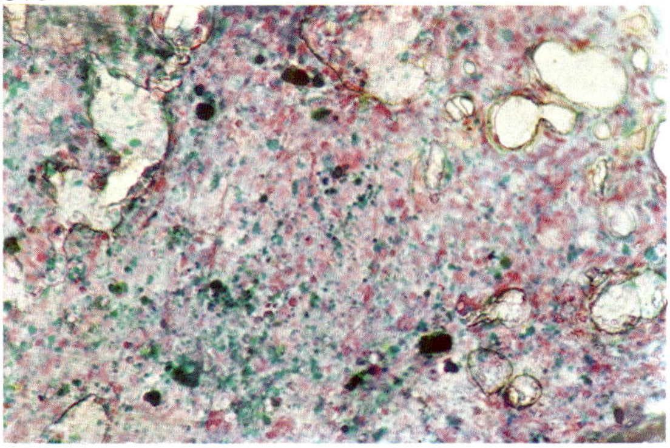
34 f

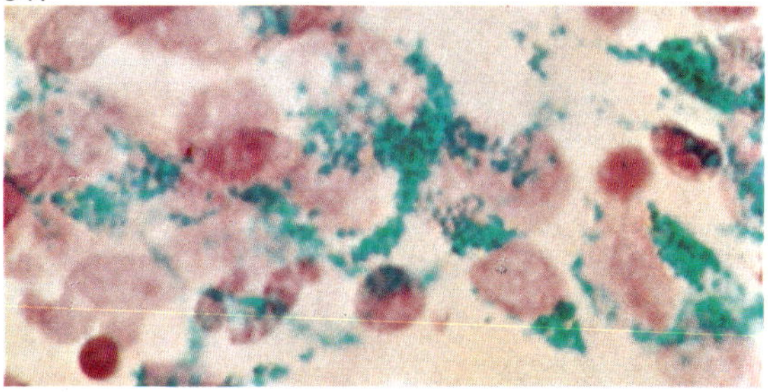
34 g

5.1.5 Megaloblastische Erythropoese bei perniziöser Anämie (Vitamin-B_{12}- oder Folsäuremangelanämie)

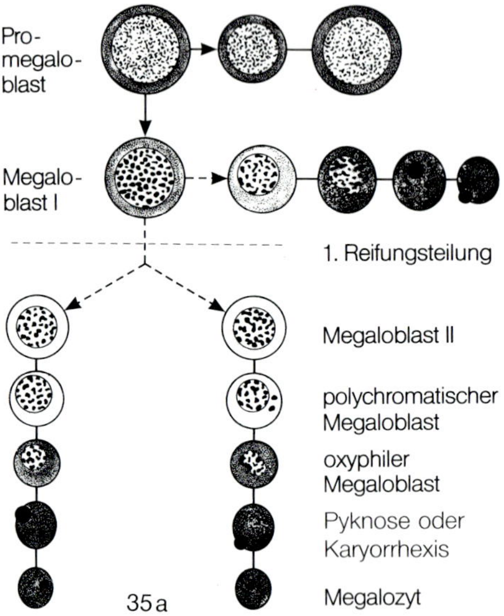

35 a

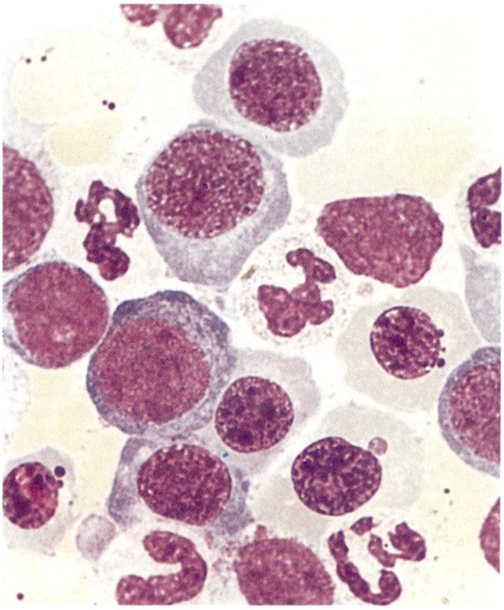

35 b

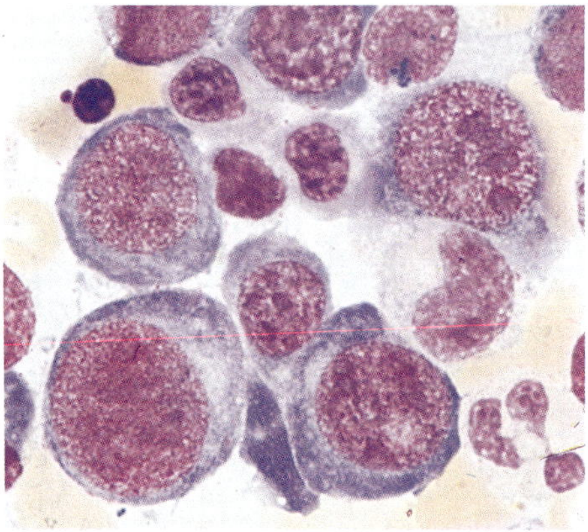

35 c

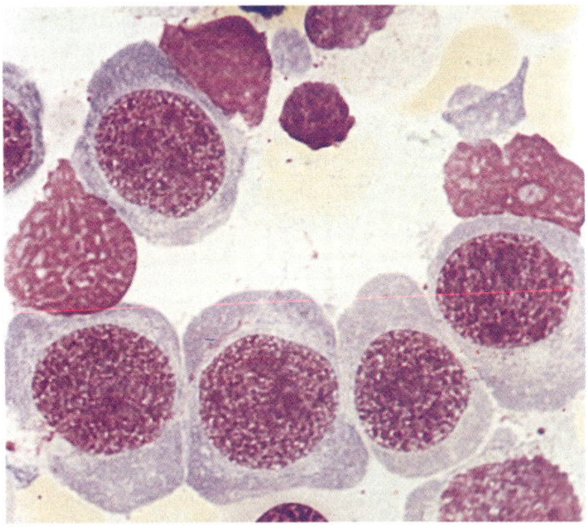

35 d

Abb. 35. Knochenmarkbefunde bei perniziöser Anämie

a) megaloblastische Erythropoese (Stammbaum), Ausbleiben von zwei Reifeteilungen infolge gestörter DNS-Synthese (vgl. Schema der normalen Erythropoese S. 11)

b) Megaloblasten verschiedener Reifegrade, daneben typische Übersegmentierung der Granulozyten

c) Promegaloblasten mit typischer Zytoplasmabasophilie. Rechts oben zerdrückter Promegaloblast mit deutlich sichtbaren Nukleolen

d) polychromatische Megaloblasten mit typischer Kern-Plasmarelation und Chromatinstruktur

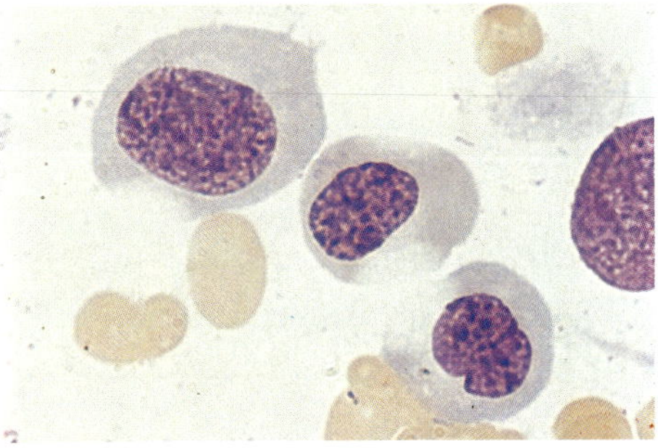

35e

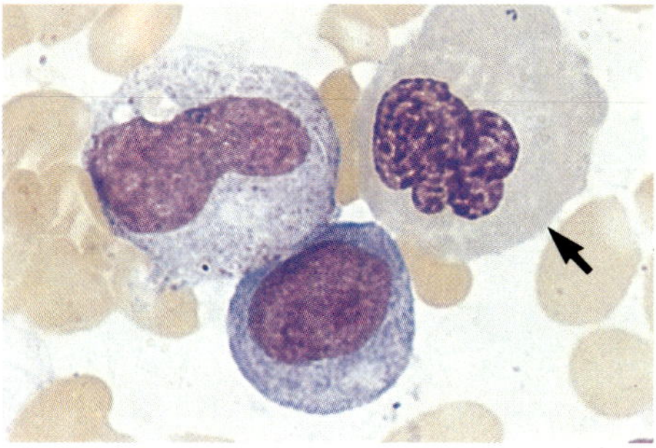

35f

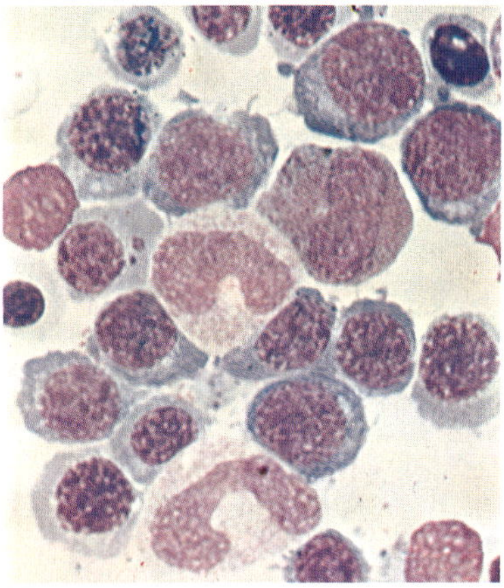

35g

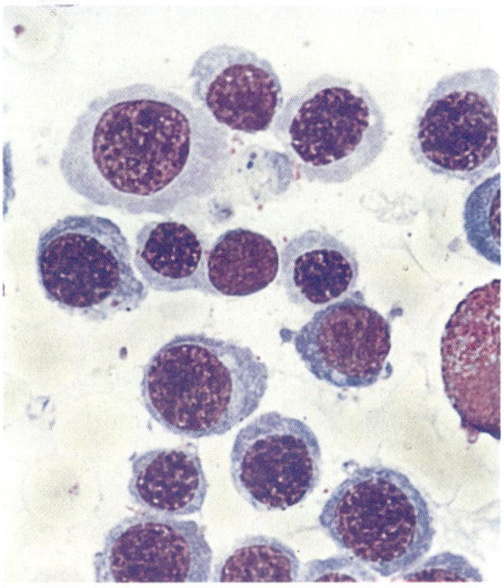

35h

e) reifere Megalo-Normoblasten
f) Karyorrhexis eines Normoblastenkerns ↗ (Kernfragmentation als inadäquater Teilungsversuch?)
g) beginnende Umwandlung der Erythropoese unter Behandlung mit Vitamin B_{12}. Deutliche normoblastische Tendenzen, während die Riesenstabkernigen länger persistieren
h) noch weitergehende Ausreifung der Erythropoese unter spezifischer Therapie [Abb. e) und f) stärker vergrößert als Abb. g) und h)]

NB: Es gibt perniziöse Anämien mit initialer Betonung von Veränderungen der Granulopoese (entsprechende morphologische Charakteristika s. Abb. 36).

5.1.6 Granulo-Thrombopoese bei megaloblastischer Anämie

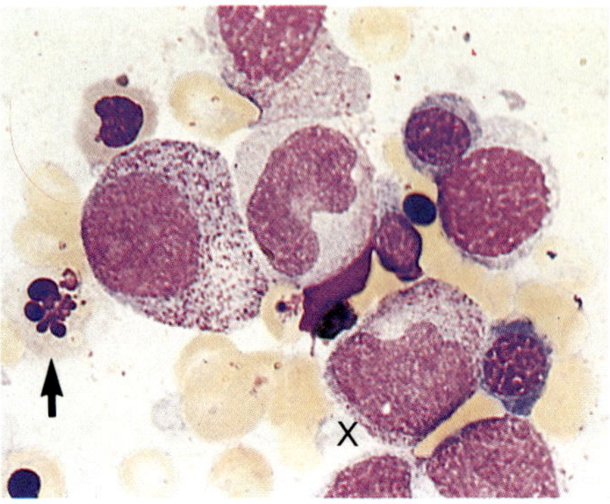

36a

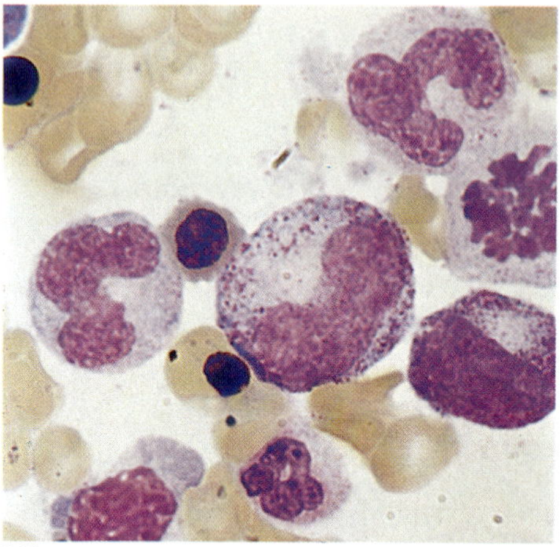

36b

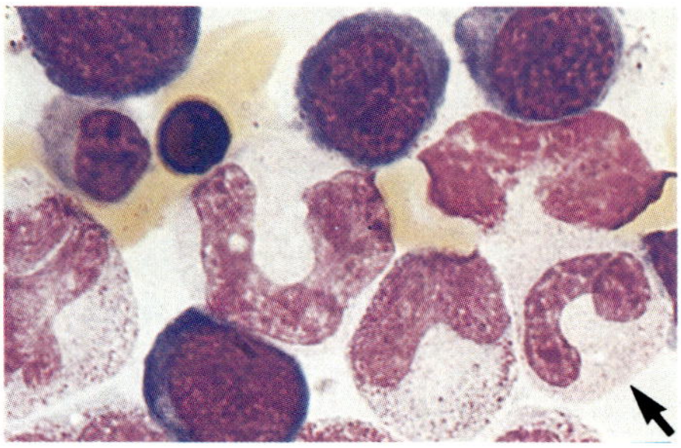

36c

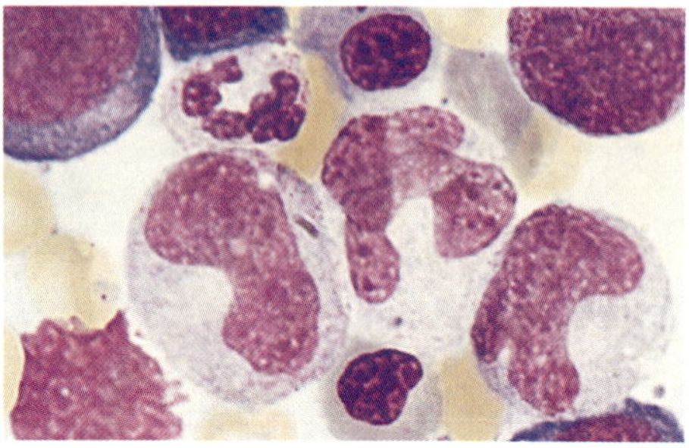

36d

Abb. 36. Granulo- und Thrombopoese bei perniziöser Anämie im Knochenmark

a) beginnende Entwicklung von Riesenstabkernigen:
Durch Ausbleiben von Reifeteilungen schon im Promyelozytenstadium Tendenzen einer Umformung zum Riesenstabkernigen erkennbar (×). Bei ↗ Karyorrhexis eines Normoblasten

b) zwischen zwei Riesenstabkernigen ein typischer Riesenmetamyelozyt

c) neben Riesenstabkernigen kommen auch normale Stabkernige vor ↗

d) zwei Riesenmetamyelozyten, ein Riesenstabkerniger und ein übersegmentierter Granulozyt

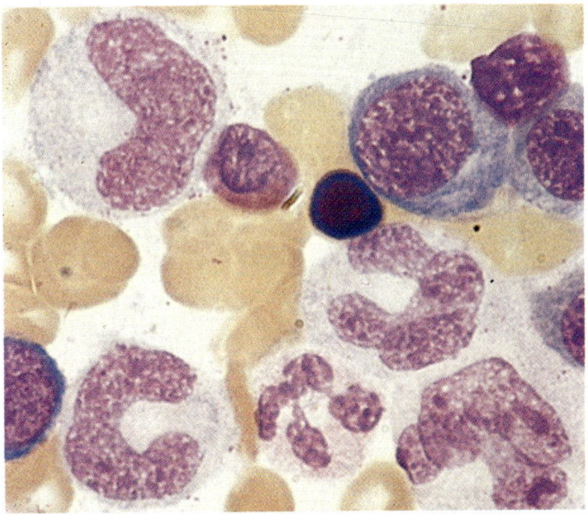

36e

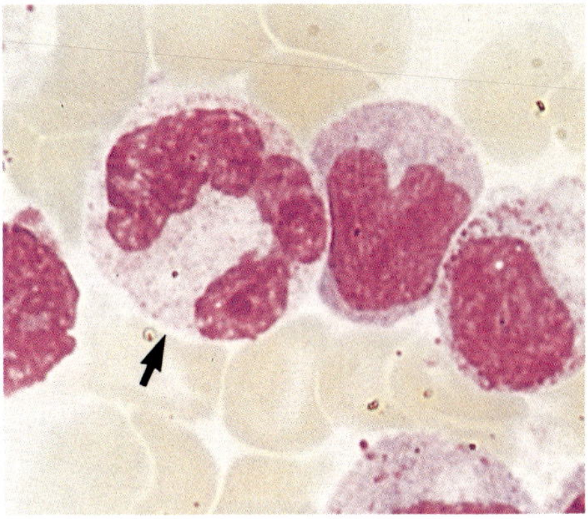

36f

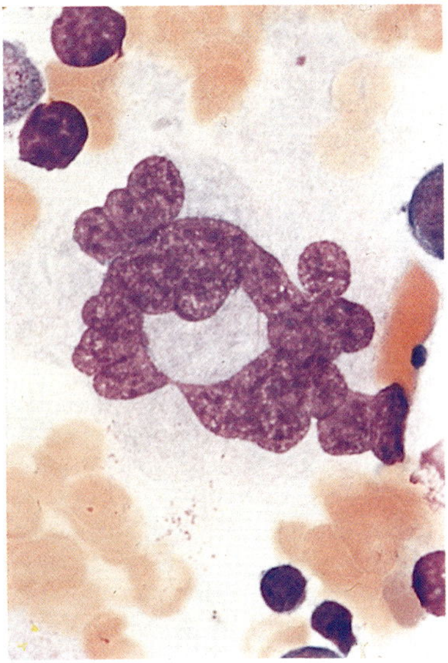

36g

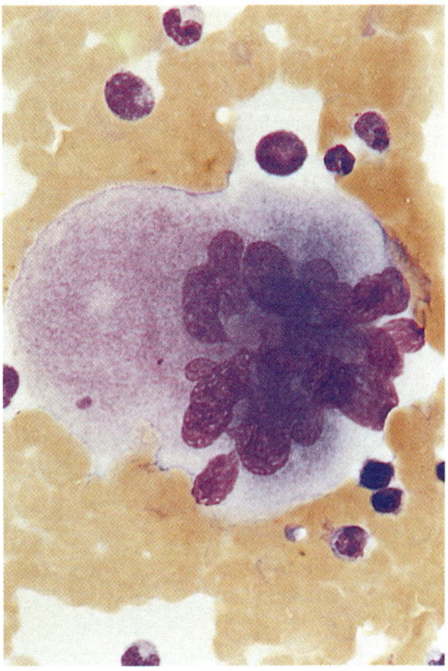

36h

e) auffallend feine und durchaus typische Chromatinstruktur in Riesenstabkernigen
f) Riesenform eines Granulozyten mit beginnender Übersegmentierung ↗
g) Megakaryozyt mit typischer Übersegmentierung des Zellkerns
h) hochgradig übersegmentierter Megakaryozyt (Übersichtsvergrößerung)

5.1.7 Hämolytische Anämien

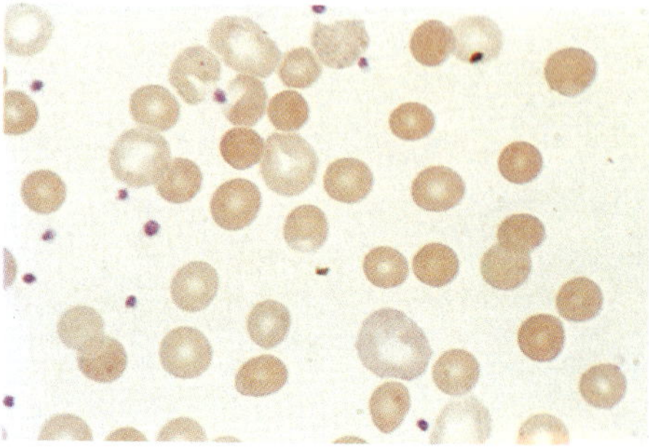

37a

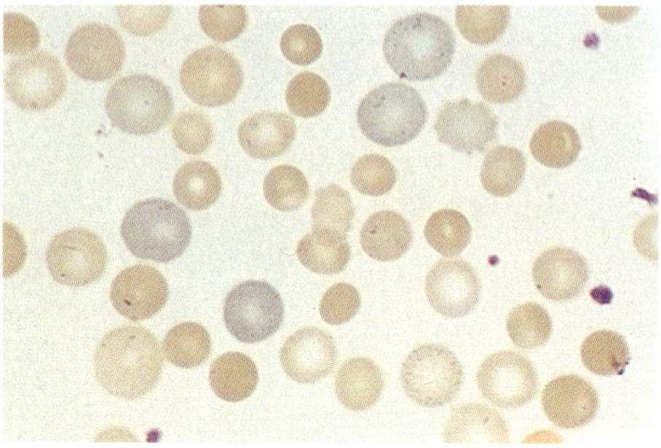

37b

Abb. 37. Hämolytische Anämien (Nr. 1–5 Blutausstriche; Vergr. 1:800)

1. Korpuskulär-hereditär bedingt

a) familiäre Mikrosphärozytose (typische Kugelzellen)

b) wie a), jedoch mit deutlicher Polychromasie als Ausdruck eines hohen Retikulozytenwertes

c) hereditäre Stomatozytose (seltenes hämolytisches Krankheitsbild)

d) erworbene Stomatozytose bei chronischem Alkoholismus zum Vergleich mit c). Beachte die zusätzliche ovale Makrozytosetendenz der Erythrozyten infolge gleichzeitig bestehenden Folsäuremangels. Daneben Fe-Mangel

2. Autoimmunologisch bedingt (erworbene antierythrozytäre Wärme- oder Kälteantikörper bei direkt oder indirekt positivem Coombstest)

e) typische Autoagglutination der Erythrozyten im zusatzfreien Blutausstrich. Auch bei dieser Hämolyseform können Kugelzellen auftreten!

3. Mechanisch bedingt (M. Moschcowitz, hämolytisch-urämisches Syndrom, Effekt von Herzklappenprothesen, HELLP-Syndrom)

f) typische Eierschalen-Erythrozyten (Fragmentozyten, Schizozyten), daneben ein Normoblast

NB: Echino- und Akanthozyten sind kleine Erythrozyten mit stachel- oder sternförmigen Ausziehungen, die gefunden werden bei: Urämie, Pyruvatkinasemangel, β-Lipoproteinsynthesestörung und als Stechapfelformen auch in normalen Blutausstrichen (Austrocknungsartefakt).

4. Toxisch bedingt (chronische Bleivergiftung)

g) deutliche basophile Punktierung der Erythrozyten als Folge einer Hämolyse verursachenden, toxischen Membranschädigung in Kombination mit Hämsynthesestörung

5. Heinz-Körper-Anämie

h) in den Erythrozyten auftretende Innen- oder Randkörper (Nachweis nur bei Vitalfärbung, z. B. mit Nilblausulfat) = Globinpräzipitat bei instabilen Hämoglobinen und einigen Enzymopathien

NB: Enzymopenische Hämolysen ohne Heinz-Körper-Bildung sowie die paroxysmale nächtliche Hämoglobinurie (PNH) zeigen keine spezifische Erythrozyten-Morphologie!

6. Markbefunde bei hämolytischer Anämie

i) hyperregeneratorische, gut ausreifende Erythropoese, allen hämolytischen Anämien gemeinsam. Folge der gesteigerten Erythropoese ist eine starke Erhöhung der Retikulozytenwerte. Bei ↗ Normoblastenmitose

k) aregeneratorische Krise mit Ausbildung hochpolyploider Riesenproerythroblasten. Retikulozyten = ∅!

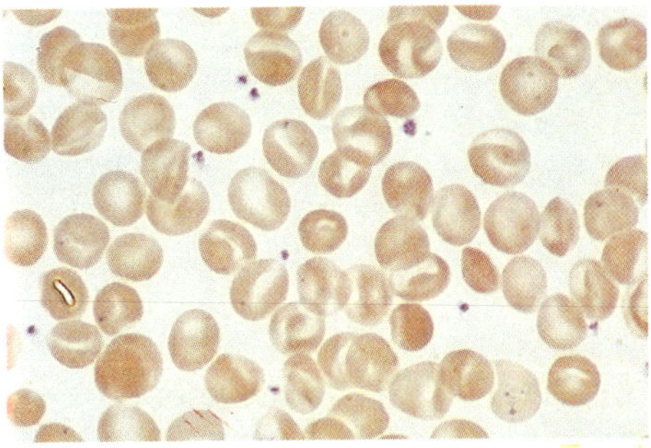

37 c

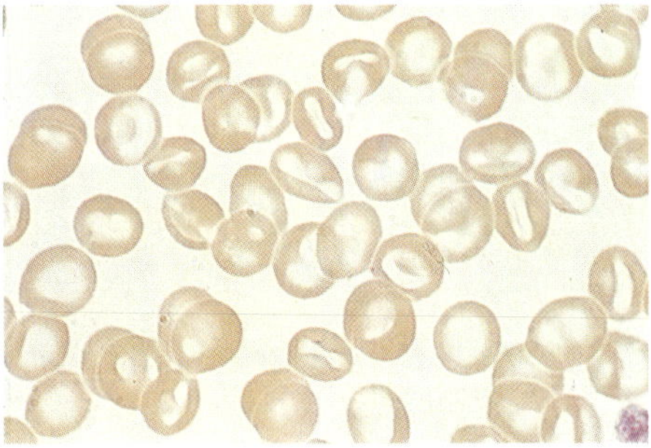

37 d

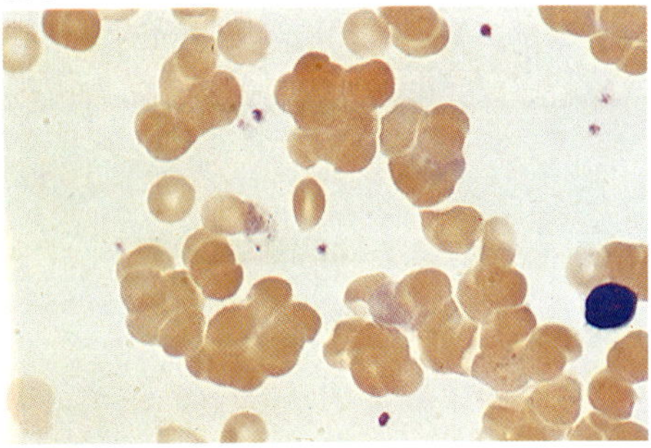

37 e

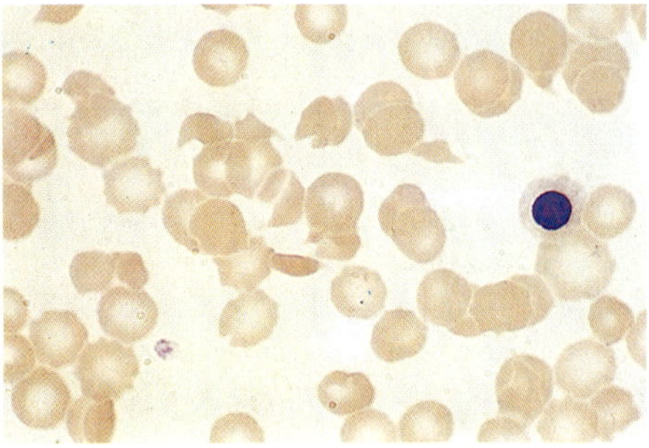

37 f

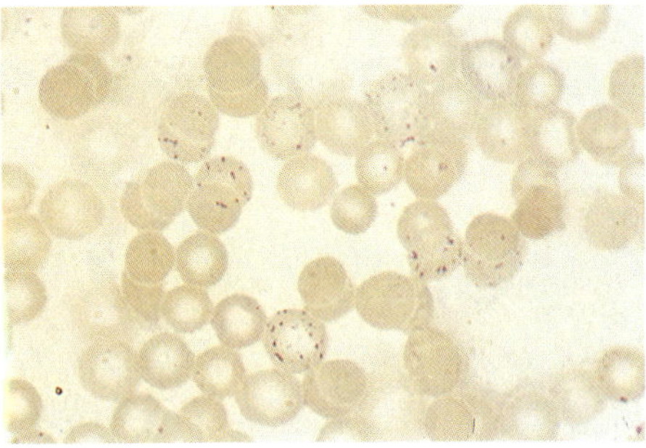

37 g

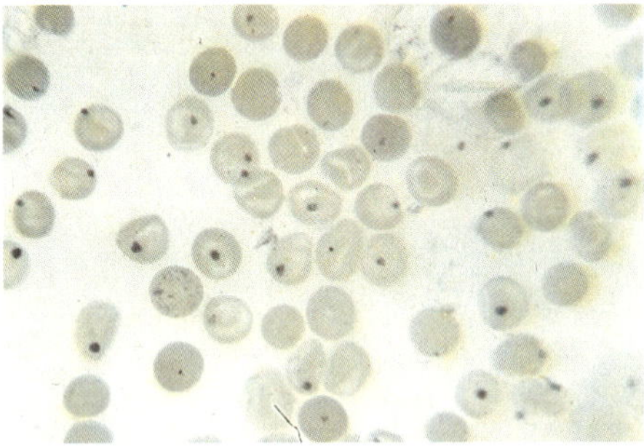

37 h

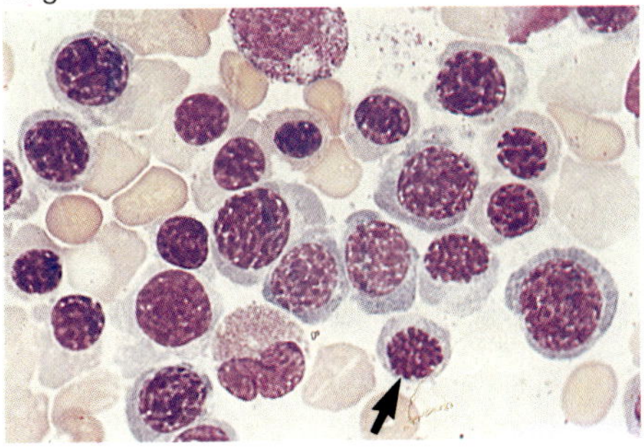

37 i

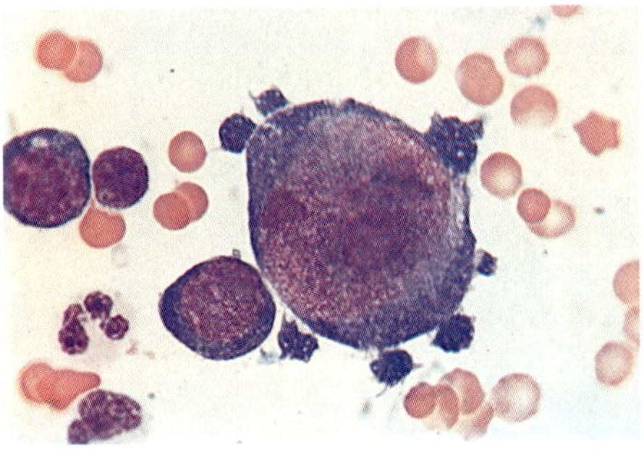

37 k

5.1.8 Weitere hämolytische Syndrome

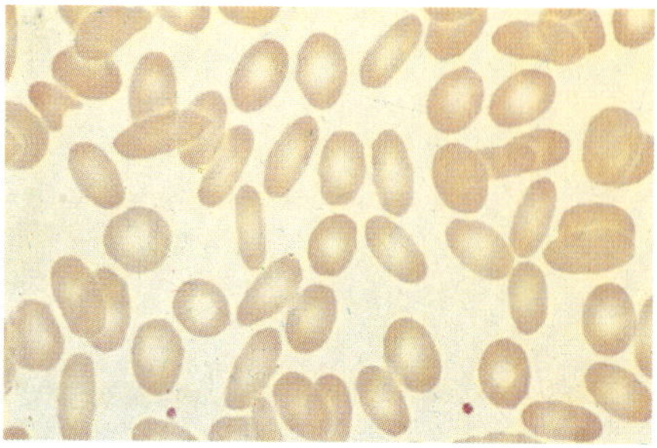

38a

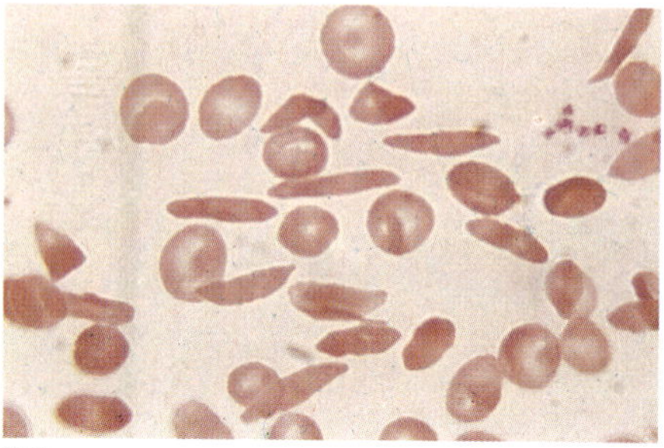

38b

Abb. 38. Seltene Formanomalien
a) Blutausstrich: Angeborene **Ovalozytose** (Elliptozytose). Formanomalie ohne wesentlichen Krankheitswert

b) Blutausstrich: Angeborene **Drepanozytose** (Sichelzellenanämie der Neger; HbS-Krankheit)

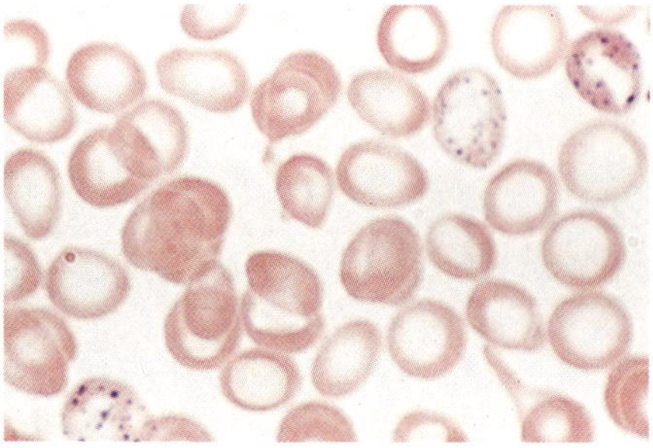

39a

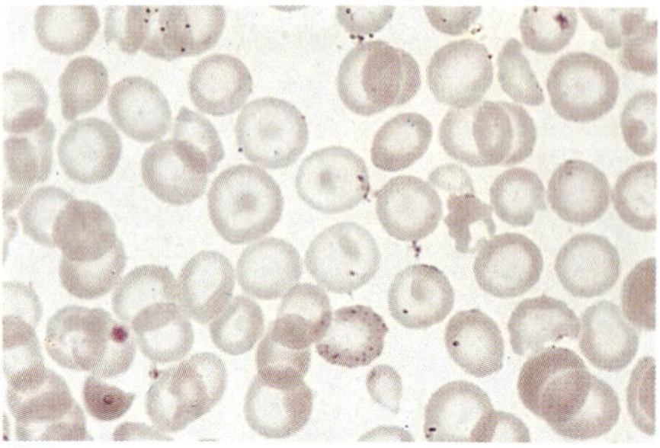

39b

Abb. 39. Thalassämie (hier: heterozygote β-Thalassämie; meist vermehrtes Auftreten von HbA_2, seltener HbF-Erhöhung = genbedingte Unterschiede; sog. Minor-Form). Blutausstrich: Hypochromie der Erythrozyten wie bei Fe-Mangelanämie, daneben basophile Punktierung und Targetzellen (Schießscheiben- oder Kokardenzellen). Differentialdiagnose gegenüber Fe-Mangel: Hoher Ery- und Fe-Wert

NB: Andere Formen der Thalassämie sind in unseren geographischen Breiten praktisch ohne Bedeutung (bei homozygoter Majorform Erythroblasten im Ausstrich +).

40

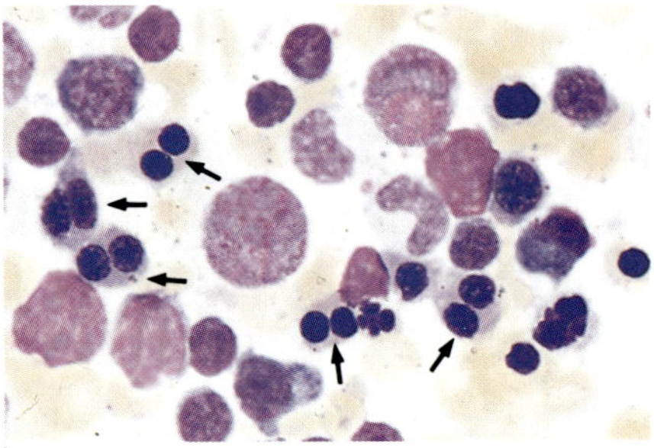

Abb. 40. Kongenitale dyserythropoetische Anämie (hier sog. Typ II). Knochenmark: GE-Index = 1, gehäufte Doppelkernigkeit der Normoblasten, daneben Karyorrhexis (Vergr. 1:650)

NB: Die CDA sind seltene autosomal-rezessiv (Typ I und II) oder autosomal-dominant vererbte (Typ III) Störungen der Erythropoese.

5.2 Myelodysplastische Syndrome (MDS)

Mit der 1982 erfolgten *FAB*-Klassifikation* der myelodysplastischen Syndrome sind frühere Begriffe wie hyperzelluläre Myelopathie, Präleukämie, oligoblastische oder Smoldering-leukämie durch besser definierte Krankheitsbezeichnungen ersetzt worden; auch die Eigenständigkeit der als sideroblastisch bzw. sideroachrestisch bezeichneten Anämie wurde durch Übernahme in das FAB-Schema aufgehoben.

Im einzelnen werden fünf Krankheitsbilder mit folgenden hämatologischen Kriterien unterschieden, deren Grenzen allerdings zuweilen etwas unscharf sind:

* Französisch-amerikanisch-britische Klassifikation

Tab. 4 Klassifizierung der myelodysplastischen Syndrome

Krankheitsbezeichnung	Abkürzung	Knochenmark		per. Blut
Refraktäre Anämie	RA	Ringsideroblasten	$<15\%$**	
		Blasten	$<5\%$***	Blasten $<5\%$
Refraktäre Anämie mit Ringsideroblasten (früher sideroachrestische Anämie)	RARS	Ringsideroblasten	$>15\%$	
		Blasten	$<5\%$	Blasten $<5\%$
Refraktäre Anämie mit Blastenexzeß	RAEB	Blasten	5–20%	Blasten $<5\%$
RAEB in Transformation	RAEB-t	Blasten	20–30%	Blasten $\leq 5\%$
Chronische myelo-monozytäre Leukämie	CMML	Blasten	$<20\%$	Monozyten $\geq 1 \times 10$ µ/l

** % aller kernhaltigen Erythropoeseformen
*** % aller kernhaltigen Markelemente

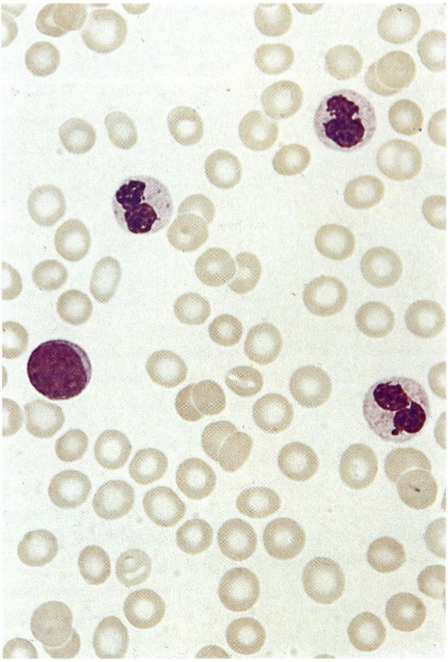

41 a

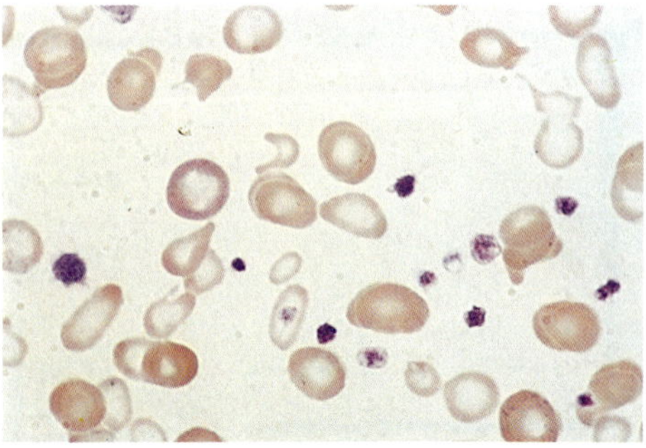

41 b

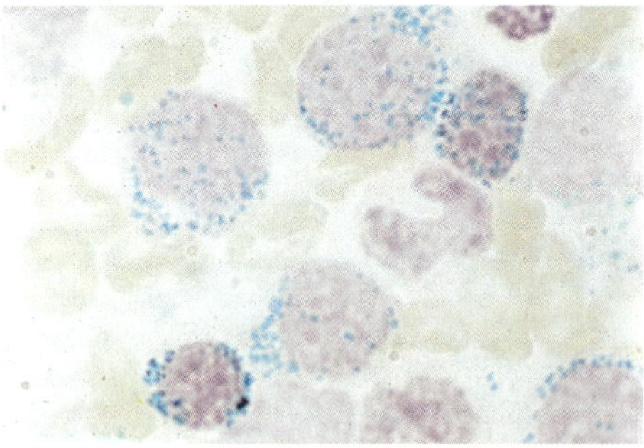

41 c

Abb. 41. Myelodysplastische Syndrome

a) Blutausstrich (Übersicht): Neben einem Blasten drei pelgeroide Granulozyten bei RAEB

b) Blutausstrich: RA in fortgeschrittenem Stadium mit ausgeprägten Erythrozytenveränderungen (ovale Anisozytose und Poikilozytose)

c) Knochenmark (Fe-Färbung): Zahlreiche typische Ringsideroblasten bei RARS

Abb. 42. Myelodysplastische Syndrome ▶

a)–b) Knochenmark: Megaloblastoide Dyserythropoese, in unterschiedlichem Ausmaß allen Myelodysplasien gemeinsam

c)–d) Knochenmark (Übersicht): Typische Dysmegakaryozytose mit vorwiegend ein- und zweikernigen Formen

e) Knochenmark: zwei Blasten ↗ in dyserythropoetischem Areal bei RAEB-t

f) Knochenmark: Dysgranulopoese bei RAEB: Ungranulierter Promyelozyt mit geringer Plasmabasophilie (rechts oben), ein Myeloblast Typ I (unten), links seitlich außerdem zwei megaloblastoide Erythroblasten

NB: Typischer Blutausstrich einer CMML s. Abb. 60 b, S. 73.

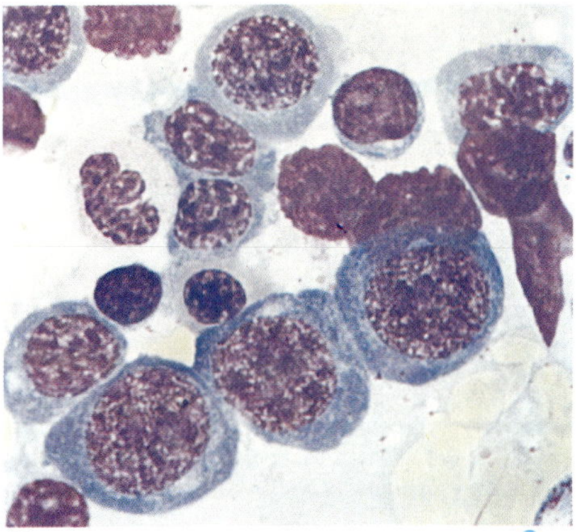

42a

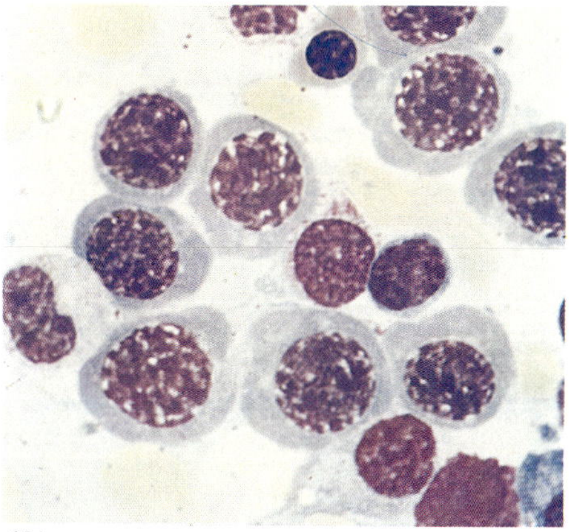

42b

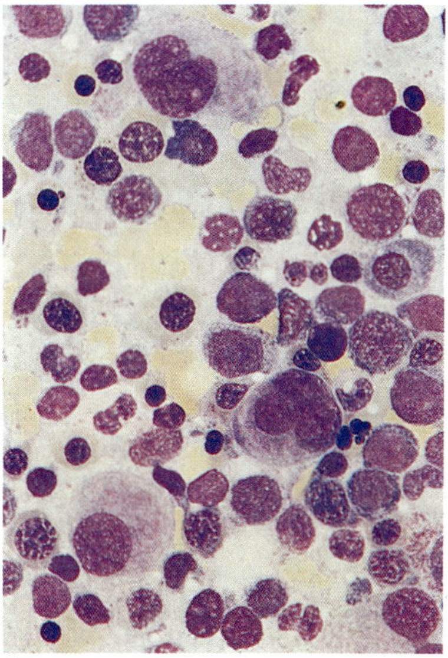

42c

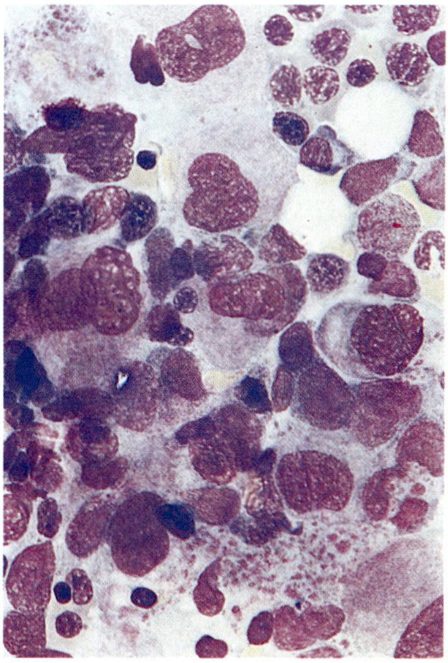

42d

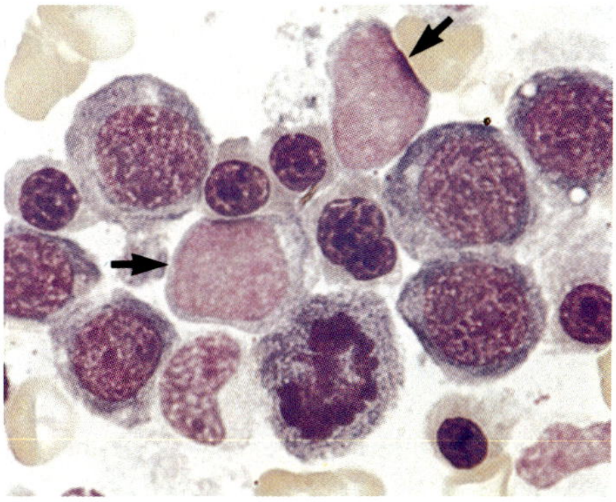

42e

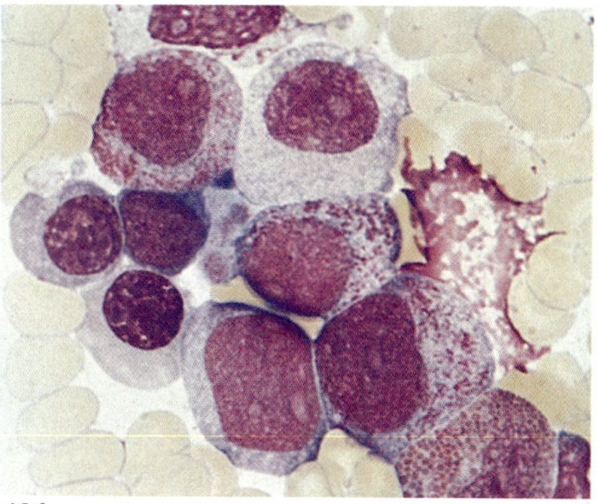

42f

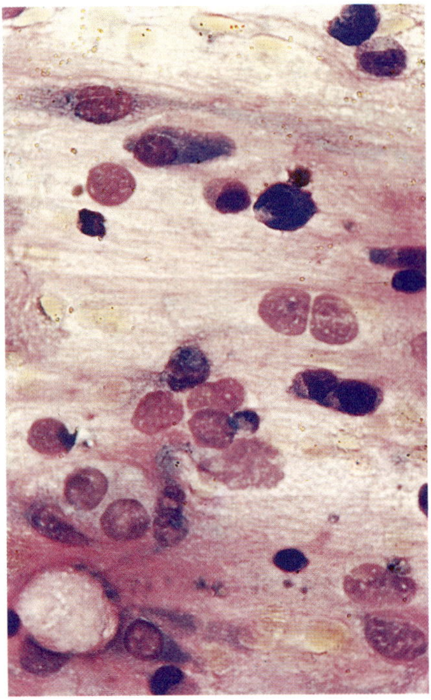

43a

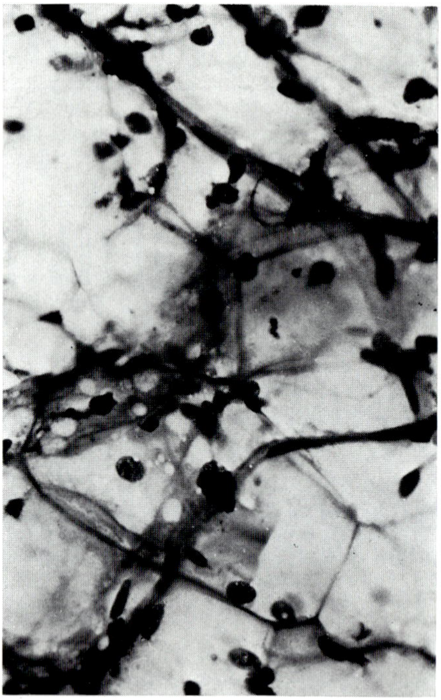

43b

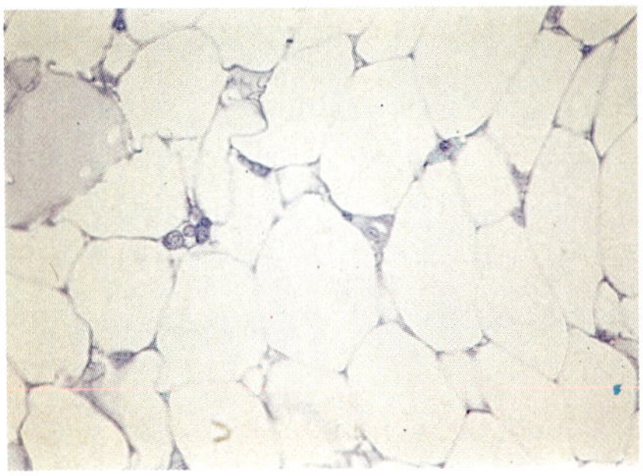

43c

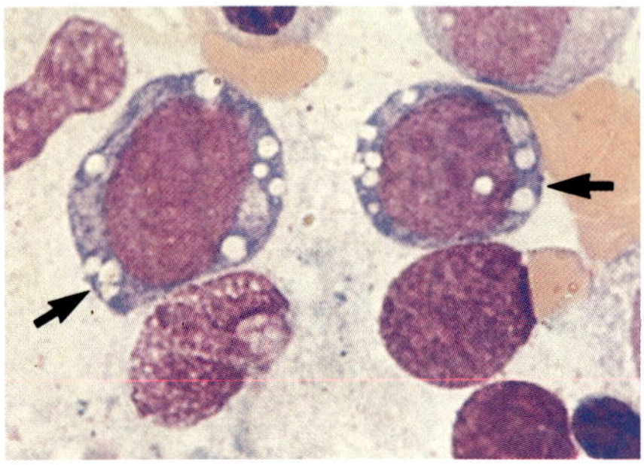

43d

Abb. 43. Aplastisches Syndrom; Panmyelophthise

a) Knochenmark: Weitestgehend erloschene Hämopoese; Faser- oder Fettmark mit unterschiedlichem Gehalt an Lymphozyten, Retikulum-, Plasma- oder Gewebsmastzellen. Sicherung der Diagnose durch Myelotomie und Markhistologie dringend zu empfehlen [s. Abb. 43c)]

b) reines Fasermark im Sternalpunktat (Zustand nach Röntgenbestrahlung wegen Mammakarzinom = regional begrenzter Schwund des blutbildenden Gewebes). Vergr. 400×

d) vakuolisierte Proerythroblasten ↗ im Markpunktat bei toxischer Chloramphenicolschädigung (Frühsymptom). Auch bei chron. Alkoholismus anzutreffen

5.3 Pathomorphologie der Granulopoese

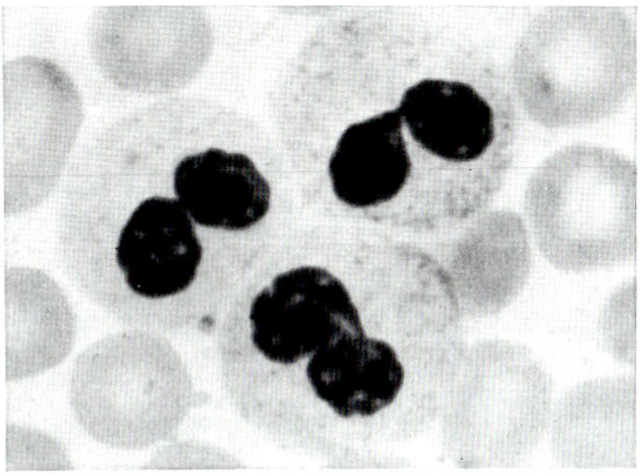

44

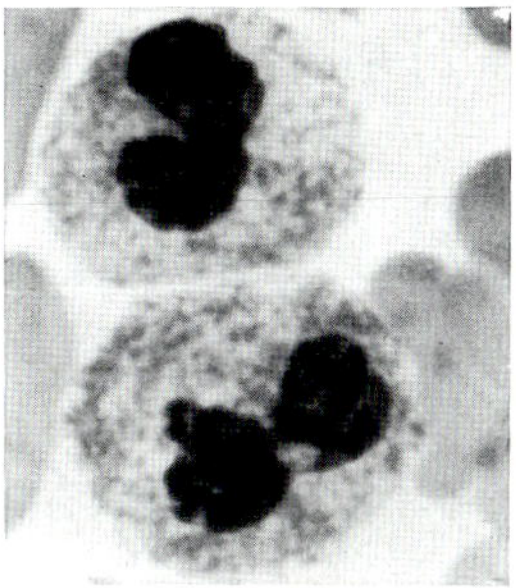

45

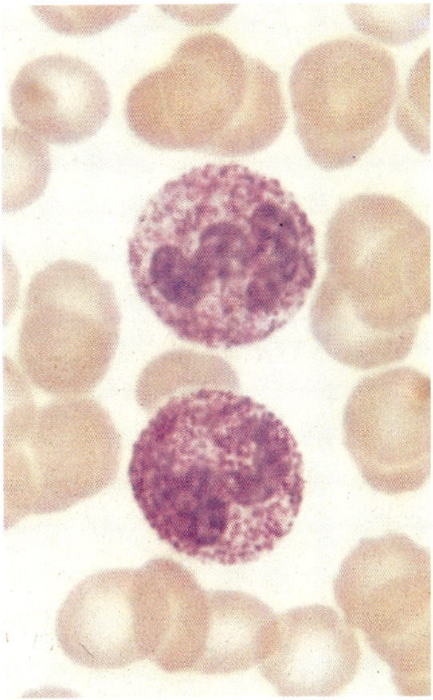

46

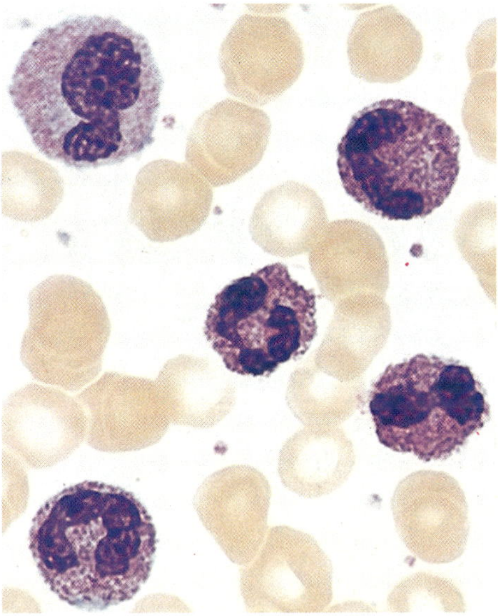

47

Abb. 44. Pelger-Huetsche Kernanomalie der Granulozyten
Zellkerne stabförmig oder vorwiegend bisegmentiert, Kernchromatin auffallend grobschollig. Erbliche Anomalie, Linksverschiebung vortäuschend.

Abb. 45. Pseudo-Pelger
Toxisch-reaktive, pelgeroide Kernveränderung der Granulozyten; Chromatinstruktur weniger grobschollig, Zytoplasma meist toxisch granuliert. Auftreten bei toxischen Darmerkrankungen und evtl. bei chronisch-myeloischer Leukämie bzw. myelodysplastischem Syndrom. Rückbildung der pelgeroiden Veränderungen ist im Gegensatz zum echten M. Pelger möglich.

Abb. 46. Alder-Reilly-Granulationsanomalie der Granulozyten, der Eosino- und Basophilen
Extreme, azurophile Granulation, oft auch den etwas schwach färbbaren Kern überdeckend. Erbliche Anomalie, meist in Verbindung mit multiplen enchondralen Dysostosen (Gargoylismus, M. Pfaundler-Hurler) auftretend. Differentialdiagnose gegenüber der seltenen Anomalie von Chediak-Higashi-Steinbrinck (= Riesengranula in allen Leukozytenformen).

Abb. 47. Toxische Granulierung der Granulozyten
Ebenfalls eine verstärkte azurophile Granulation, jedoch nicht so intensiv wie in Abb. 46. Gute Kernfärbbarkeit; exogene Noxe.

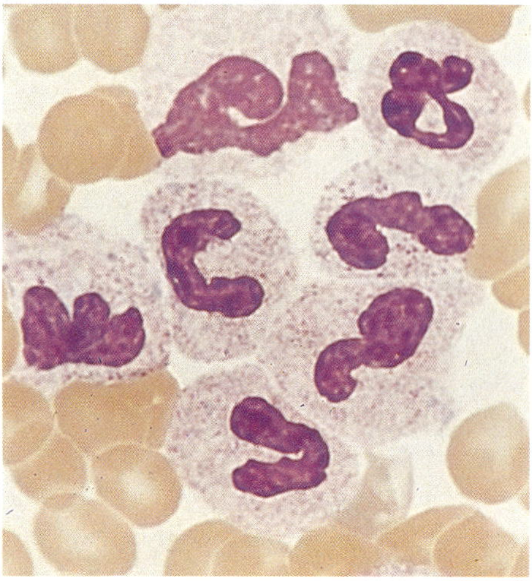

48a

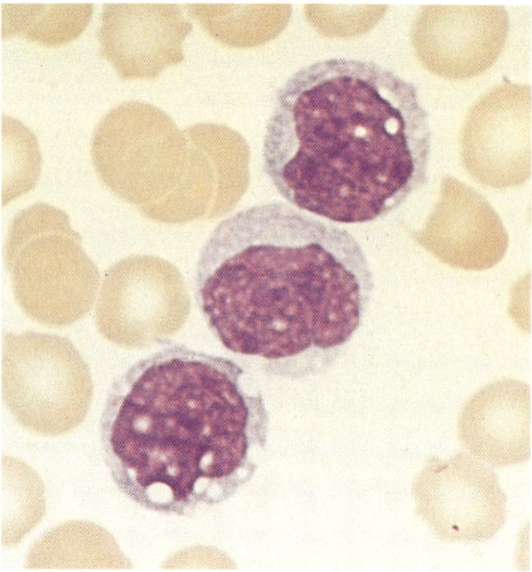

48b

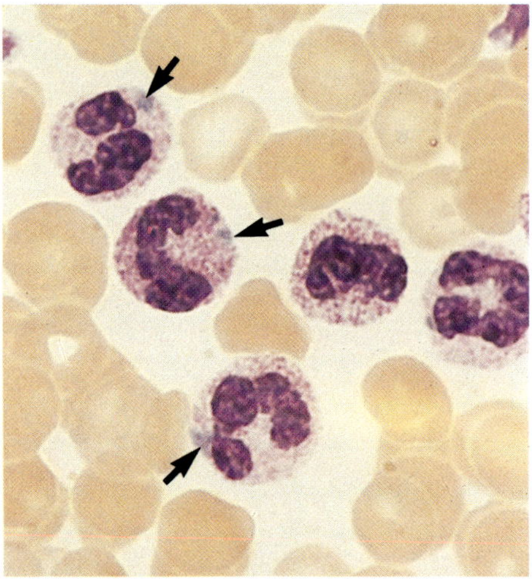

48c

Abb. 48. Weitere toxisch-reaktive Granulozytenveränderungen

a) ausgeprägte Linksverschiebung (Zunahme der Stabkernigen im Differentialblutbild)

b) toxische Vakuolisierung von Monozyten (auch als funktionell bedingt zu deuten)

c) Doehle-Einschlußkörperchen (kleine blaue Plasmaeinschlüsse, aus dem Zytoplasma basophiler Granulozytenvorstufen stammend ↗)

NB: Nicht zu verwechseln mit der seltenen polyphilen Reifungsstörung von May-Hegglin, die gleichzeitig mit einer Thrombopenie einhergeht.

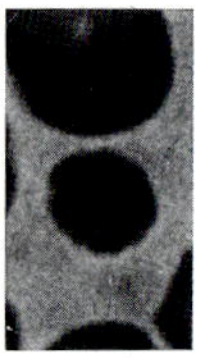

49a

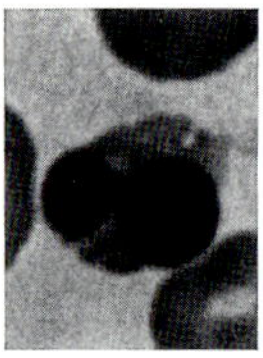

49b

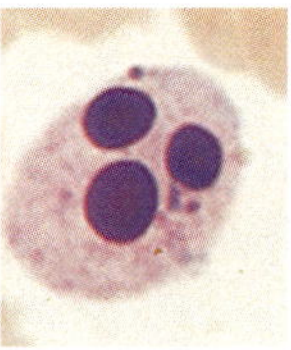

49c

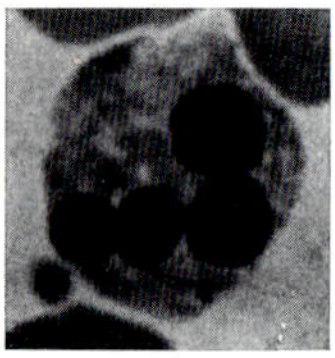

49d

Abb. 49. Abbauformen der Granulozyten

Sehr seltenes Ereignis in vivo. Möglichkeit der Verwechslung mit Normoblasten. Oft anzutreffen in Körperhöhlenergüssen und in vitro (z. B. auch >8 h unbearbeitetes EDTA-Blut!).

Abb. 50. Bluteosinophilie (Leukozytenkonzentrat): bei Allergie, Wurmbefall, M. Hodgkin, Periarteriitis nodosa
NB: Eosinophilen-Leukämie bzw. Hypereosinophilie-Syndrom zeigen peripher auch unreife eosinophile Zellformen (äußerst selten!).

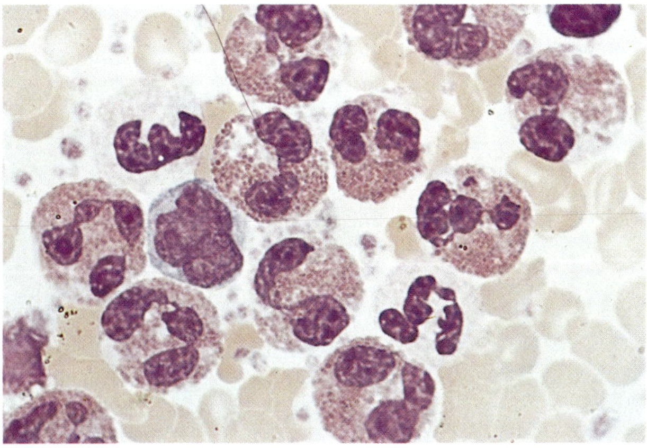

50

Abb. 51. LE-Zellen (Phänomen bei Lupus erythematodes visceralis)

a) alteriertes (homogen rotviolett gefärbtes) Kernmaterial wird von einer Gruppe intakter Leukozyten phagozytiert (Rosettenbildung)
b) einzelne LE-Zelle mit phagozytiertem Einschluß einer besonders großen homogenen und kugelförmigen Kernmasse; Zellkern randständig

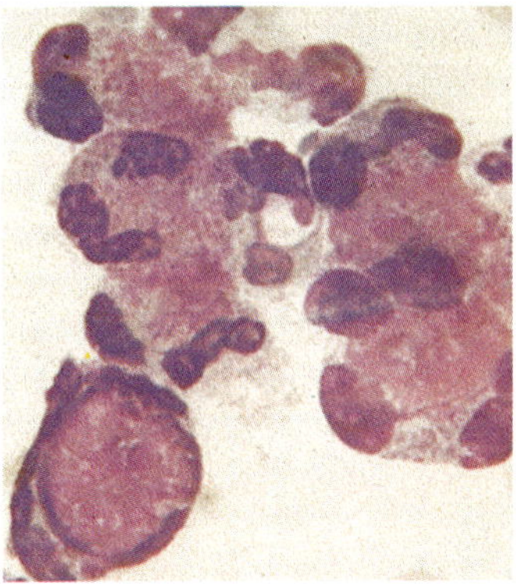

51 a

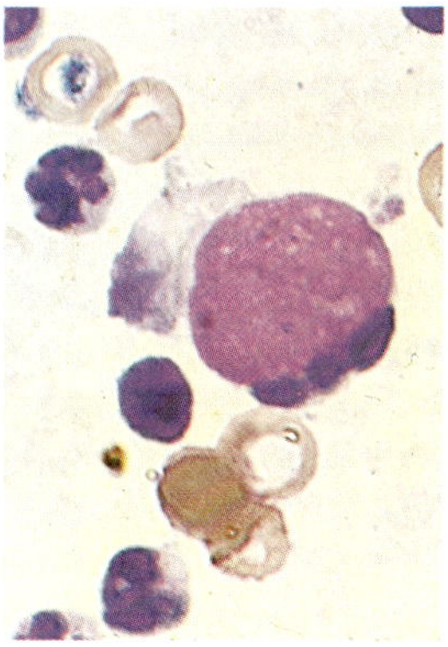

51 b

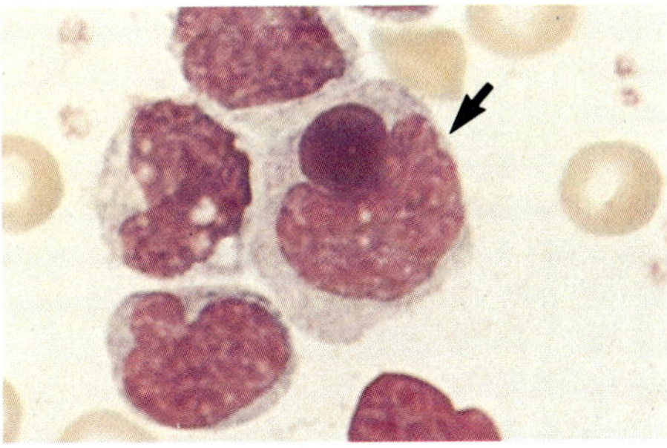

52 a

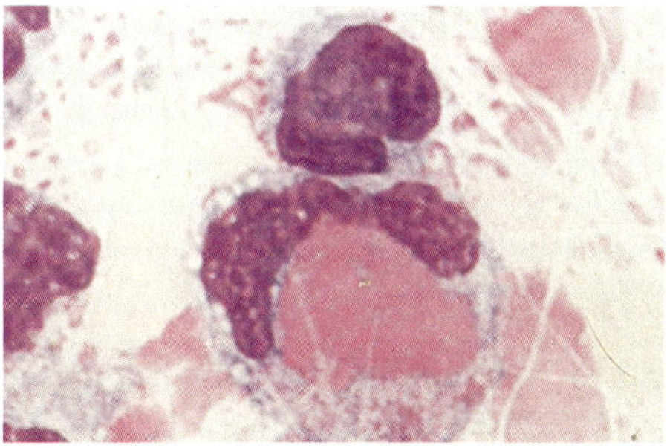

52 b

Abb. 52. Weitere Zelleinschlüsse

a) Tart-Zelle. Monozyt phagozytiert einen Lymphozyten ↗ (unspezif. Ereignis)
b) Pseudo-LE-Zelle (Kniegelenkpunktat). Monozyten phagozytieren Arteparon-bedingten Niederschlag von Mukoitinschwefelsäure

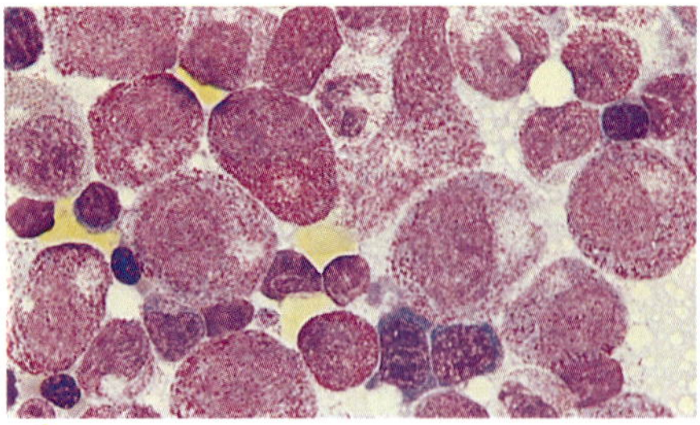

53a

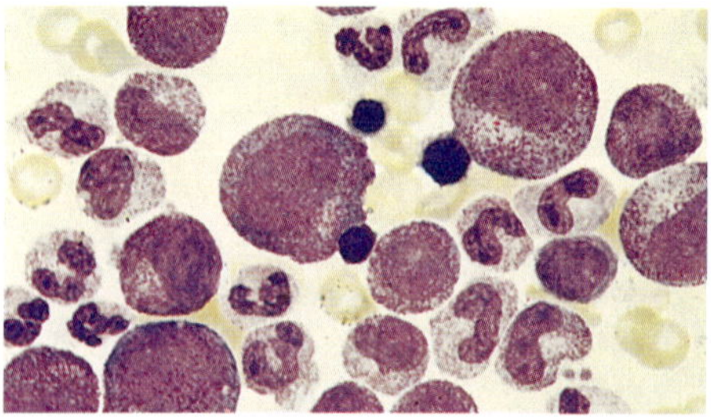

53b

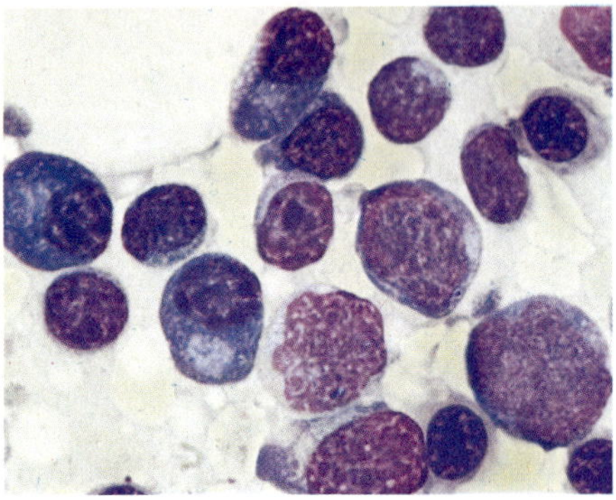

54a

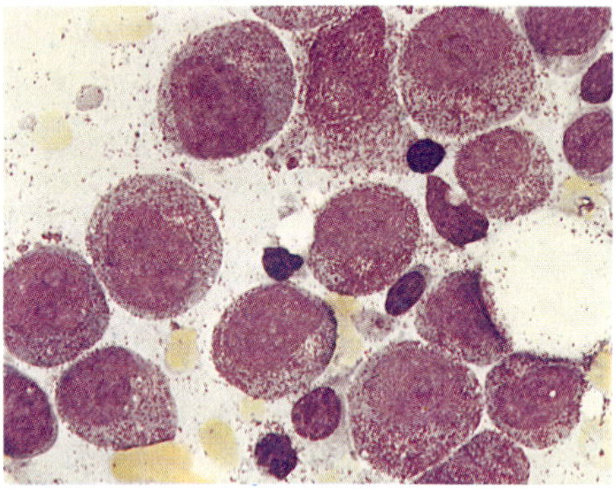

54b

Abb. 53. Unterschiedliche Funktionszustände der Granulopoese im Knochenmark

a) Linksverschiebung = die überwiegende Mehrzahl der Zellen sind Promyelozyten und Myelozyten
b) Rechtsverschiebung = die überwiegende Mehrzahl der Zellen sind Metamyelozyten, Stabkernige und Segmentkernige

NB: Die vorgenannten Funktionszustände sind Momentaufnahmen aus dem rhythmischen Ablauf der Granulopoese; eine Linksverschiebung kann von einer Rechtsverschiebung abgelöst werden, aber auch persistieren. Das jeweilige Verhalten der peripheren Granulozytenwerte ist für die Beurteilung stets ausschlaggebend.

Abb. 54. Agranulozytose

a) Knochenmark: sog. leeres Mark, Granulopoese erloschen. Man sieht vorwiegend Plasmazellen und Lymphozyten, daneben Inseln von Erythropoese und Megakaryozyten
b) Knochenmark: sog. volles Mark (Promyelozytenmark), prognostisch günstiger als a). Zwischen den Promyelozyten einzelne Lymphozyten. Die eosinophile Reihe bleibt bei Agranulozytose in der Regel erhalten

NB: Die Remission einer Agranulozytose entspricht dem Knochenmarkbefund in Abb. 53b); im peripheren Blut oft eine vorübergehende leukämoide Reaktion!

5.3.1 Hereditäre und reaktive Veränderungen

Definition der *leukämoiden Reaktion:* Auftreten unreifer Elemente der Erythro-Granulopoese, viel seltener der Thrombopoese, im peripheren Blut = Blutausstrich oder Leukozytenkonzentrat. Ursachen: 1. überschießende Regeneration einzelner Blutbildungssysteme (z.B. Remissionsphase der Agranulozytose, s.o., schwere hämolytische Krisen), 2. Markverdrängung (z.B. Myelofibrose, s. Abb. 62a; Knochenmarkkarzinose, s. Abb. 89).

Anmerkung: Chronische *Leukopenie* kommt z.B. bei *Hypersplenismus* vor (Steigerung der sequestrierenden Milzfunktion bei splenomegalen Erkrankungen, z.B. Felty-Syndrom, Milzvenenthrombose). Im Knochenmark finden sich eine kompensatorisch gesteigerte und meist nach links verschobene Granulopoese, evtl. auch Erythro-Thrombopoese, jedoch keine Zellatypien.

5.3.2 Akute Leukosen und myeloproliferative Erkrankungen

Tab. 5 FAB*-Klassifikation der akuten Leukosen (1976/1985: Myeloische Leukosen)

M_1	Myeloblasten mit fehlender Differenzierung (Typ I)	AML I
M_2	Myeloblasten mit beginnender Differenzierung (Typ II)	AML II
M_3	Promyelozyten mit grober Granulation; Auerstäbchen ++	AML III
M_3 (var)	Variante mit geringerer Granulation, jedoch mit bi- oder multilobären Zellkernen. Wenige Bündel von Auerstäbchen	AML III (var)
M_4	Unreife Granulo- und Monozytopoese mit >30% Myelo-Monoblasten	AMML
M_4 Eo	M_4 mit abnormen Eosinophilen	AMML-Eo
M_5	Monoblasten ++ mit und ohne Differenzierung	AMOL
M_6	Abnorme Formen der Erythropoese ++, auch Myeloblasten +	AEL (M. di Guglielmo)
M_7	Vorwiegend kleinzellige Megakaryoblasten ++ (selten)	AMegL

* Französisch-amerikanisch-britische Klassifikation

Erklärung der Abkürzungen

AML I, AML II	akute Myeloblastenleukämie
AML III	akute Promyelozytenleukämie
AML III (var)	Variante der ak. Promyelozytenleukämie
AMML	akute myelomonozytäre Leukämie
AMML-Eo	AMML mit z.T. abnormen Eosinophilen
AMOL	akute monoblastisch-monozytäre Leukämie
AEL	akute Erythroleukämie
AMegL	akute Megakaryoblastenleukämie

Tab. 6 Zytochemische Klassifizierung der akuten myeloischen Leukosen (nicht-lymphatische Leukosen = ANLL) nach Löffler

Leukosetyp	POX[1]	Esterase[2]	PAS[3]
AML I	1–64%	<10% (+)	∅
AML II		<25% (+)	∅ – schwach diffus oder feingranulär (+)
AML III	>65% ++	<25% (+)	wie AML II, selten Granula
AMML	meist <50% +	25–50% +	diffus – feingranulär (+)
AMOL	<20% +	>50% ++	manchmal feingranulär +
AEL	∅	diffus (+) und fokal +	unreife Erythroblasten granulär +, reifere Formen diffus +

[1] Peroxidase-Reaktion, [2] unspezifische Esterase (hemmbar durch Natriumfluorid), [3] Perjodsäure-Schiff-Reaktion

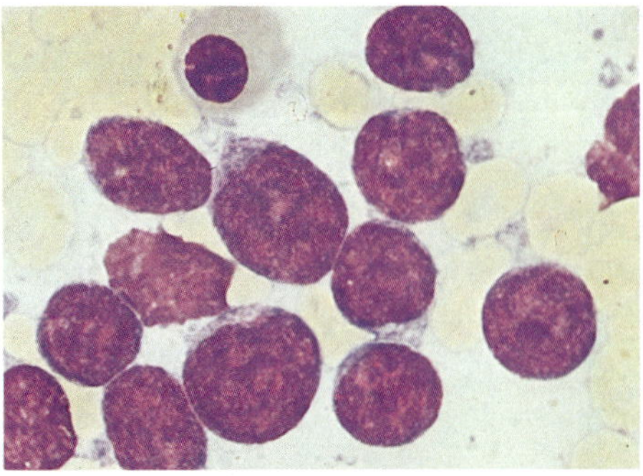
55a

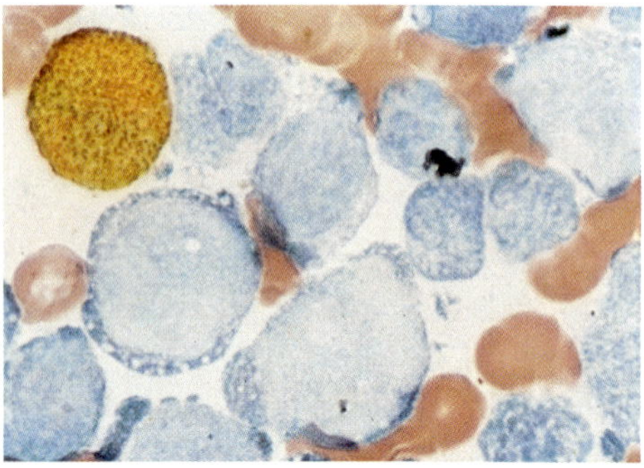
55b

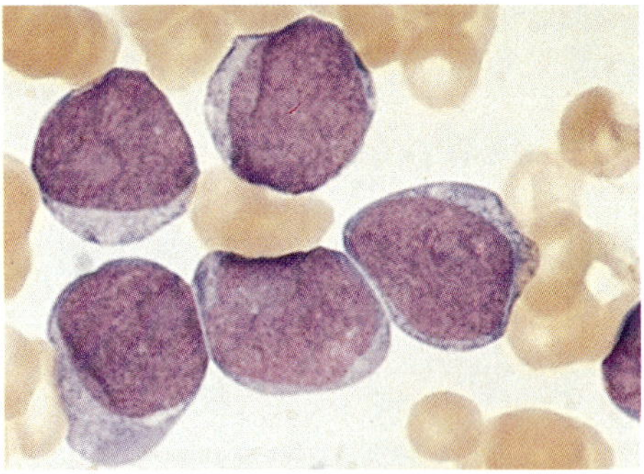
55c

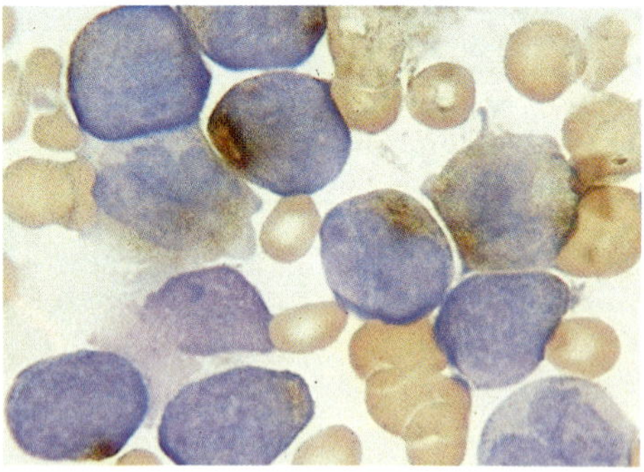
55d

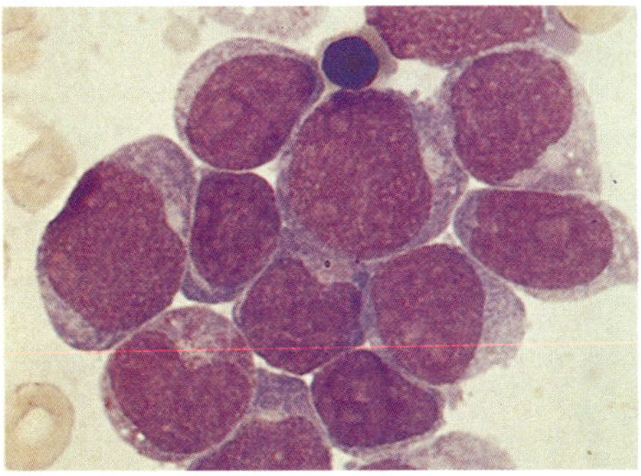
55e

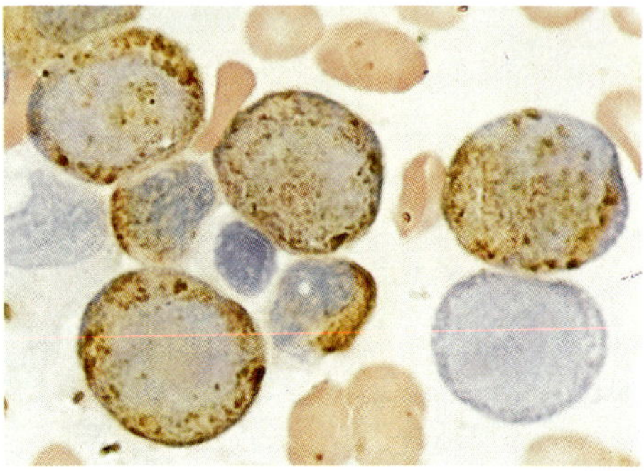
55f

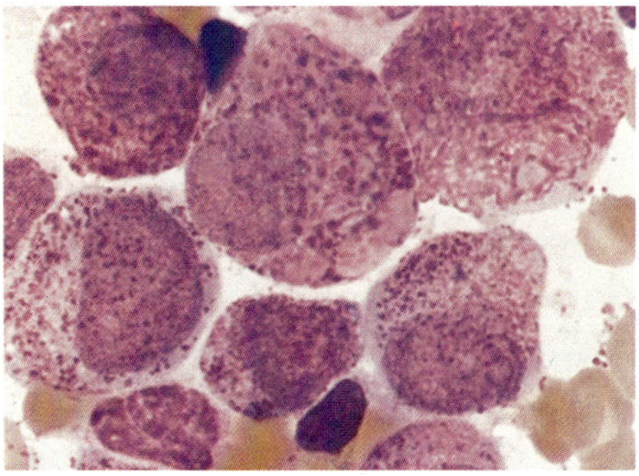
55g

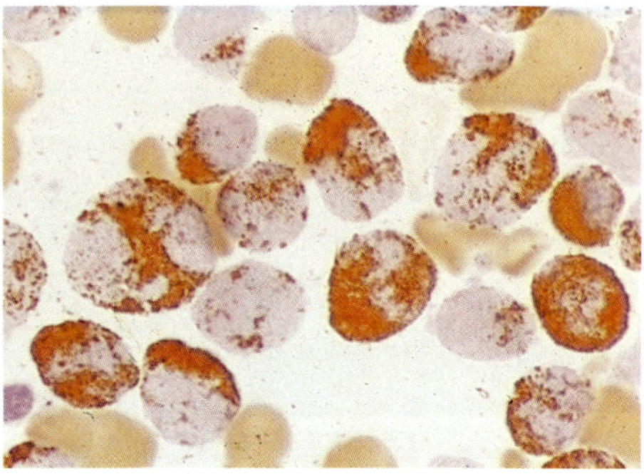
55h

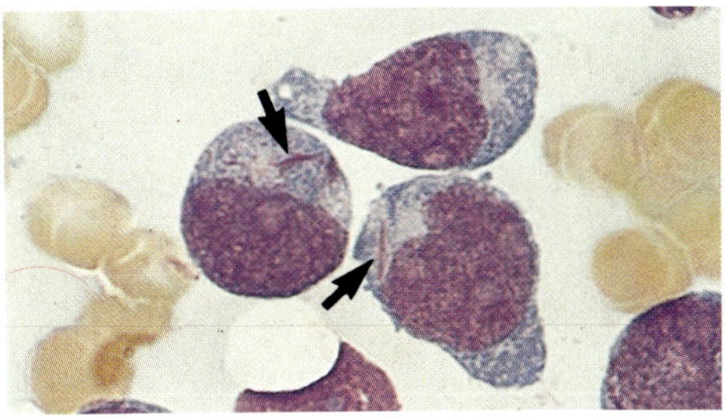

56a

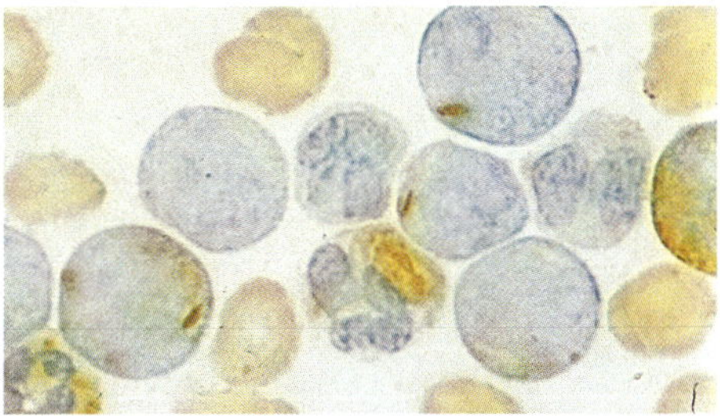

56b

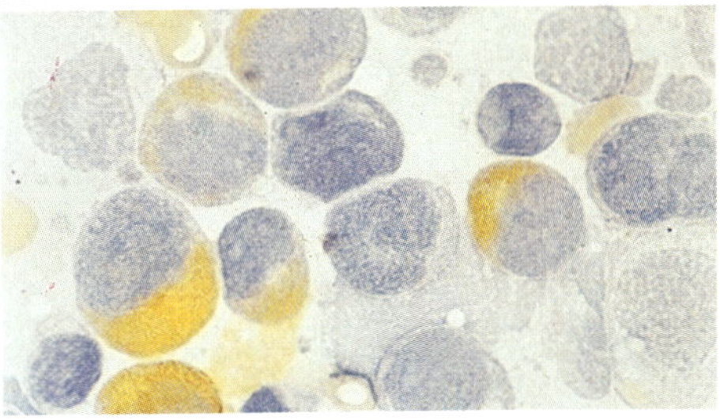

56c

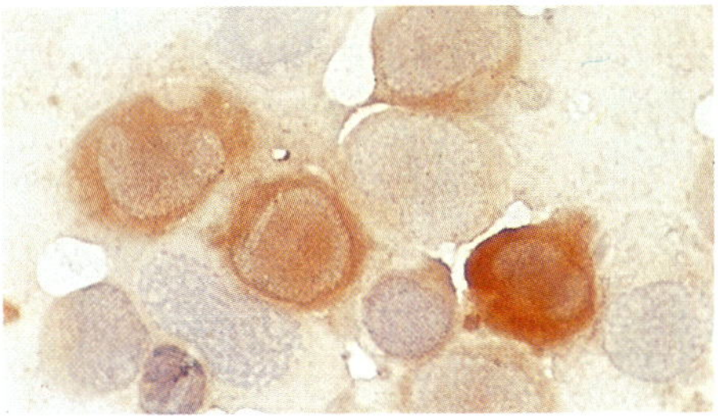

56d

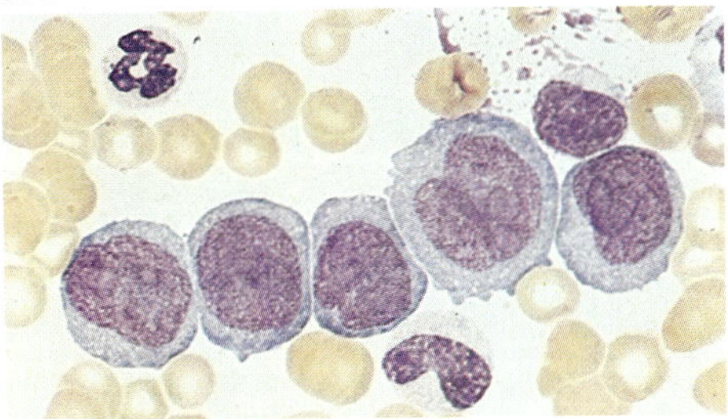

56e

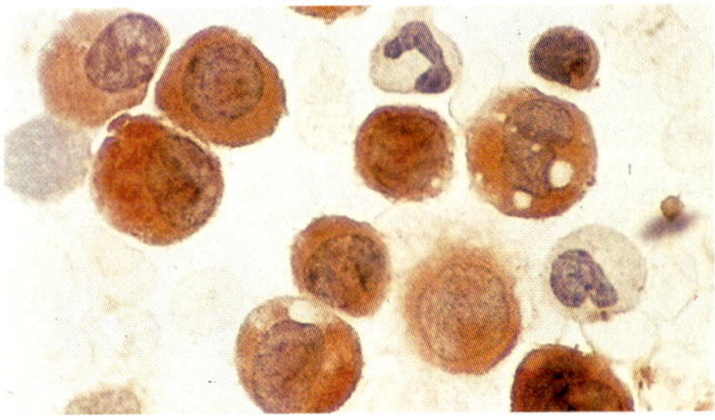

56f

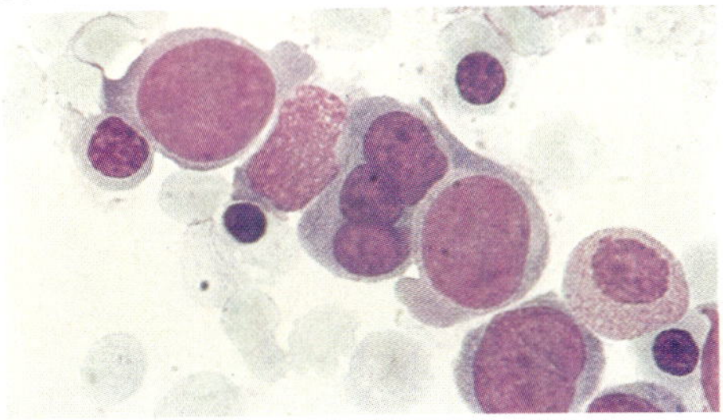

56g

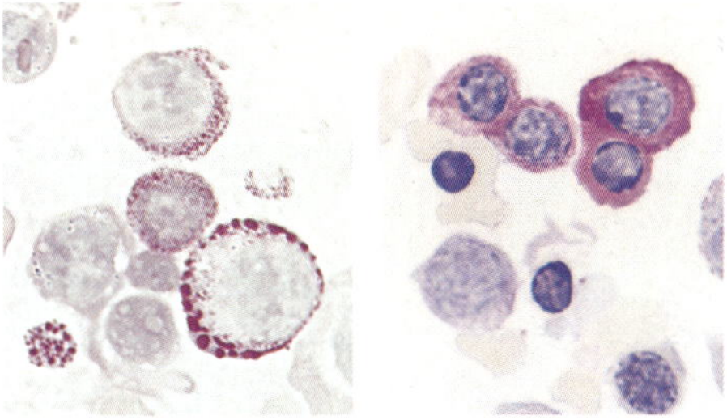

56h

◀ **Abb. 55. Akute myeloische Leukosen, AML** (links Pappenheim-Färbung, rechts Zytochemie)

a) AML (M_1)
b) POX ∅, links oben positiver Granulozyt
c) AML (M_1)
d) POX minimal positiv
e) AML (M_2)
f) POX deutlicher positiv
g) AML (M_3)
h) POX +++ (Vergr. 800×)

Abb. g) und h) dankenswerterweise von Prof. Löffler, Kiel (POX-Reaktion nach Schäfer und Fischer)

Abb. 56. Akute myeloische Leukosen, AML (links Pappenheim-Färbung, rechts Zytochemie)

a) AML (M_3var) mit Auerstäbchen ↗
b) Auerstäbchen POX +
c) AMML (statt Pappenheim-Färbung = POX-positive Reaktion)
d) unspezifische Esterase
e) AMOL
f) unspezifische Esterase
g) AEL (M. di Guglielmo)
h) PAS-Reaktion positiv (granulär in Proerythroblasten, diffus in Normoblasten)

NB: PAS-positive Erythroblasten kommen auch bei RARS, Thalassämie und gelegentlich bei Fe-Mangel vor.

Tab. 7 FAB-Klassifikation der akuten Leukosen (1976): Lymphoblastische (nicht-myeloische) Leukosen (ALL)

L_1	Kleinzelliger Typ	ALL / AUL
L_2	Gemischtzelliger Typ, größere Zellen	ALL / AUL
L_3	Burkitt-Typ, großzelliger Typ, vakuolisiertes Zytoplasma	ALL

AUL = akute undifferenzierte Leukose
ALL = akute lymphoblastische Leukose

Tab. 9 Beispiele für die Anwendung monoklonaler Antikörper in der hämatologischen Diagnostik

To 15	Pan-B-Zelle
OKT 10	unreifer Thymozyt (= Prä-T-ALL)
OKT 11, Leu 1	T-ALL, T-NHL
OKT 8, Leu 2a	T-Suppressor-Zelle
OKT 4, Leu 3a	T-Helfer-Zelle

NB: Ausführliche Auflistung gebräuchlicher monoklonaler Antikörper s. S. 109, 110

Tab. 8 Zytochemische Klassifizierung der ALL

Lymphoblastentyp	PAS	saure Phosphatase	TdT[2]
c-ALL[1] (L_1, L_2)	>70% grob-granulär-schollig ++	∅ – uncharakt. (+)	+
T-ALL (L_1, L_2)	<40% granulär +	>80% fokal ++	+
B-ALL (L_3)	((+)) – ∅	granulär (+)	∅
O-ALL (AUL lymphatischer Genese)	(+) – ∅	((+)) – ∅	+

[1] c-ALL = common-ALL (Prae-prae-B), [2] terminale Transferase
NB: Eine weitergehende Subtypisierung nur mit monoklonalen Antikörpern möglich!

Abb. 57. Akute lymphoblastische Leukosen (ALL) (links Pappenheim-Färbung, rechts Zytochemie) ▶

a) c-ALL (Typ L_1) bei ↗ sog. hand-mirror-Formen (selten auch bei AML vorkommend)
b) PAS +
c) c-ALL (L_2)
d) PAS ++
e) T-ALL
f) saure Phosphatase-Reaktion fokal ++
g) B-ALL (Burkitt-Typ), Pappenheim-Färbung
h) Liquorzentrifugat bei Meningiosis (T-ALL, saure Phosphatase +)

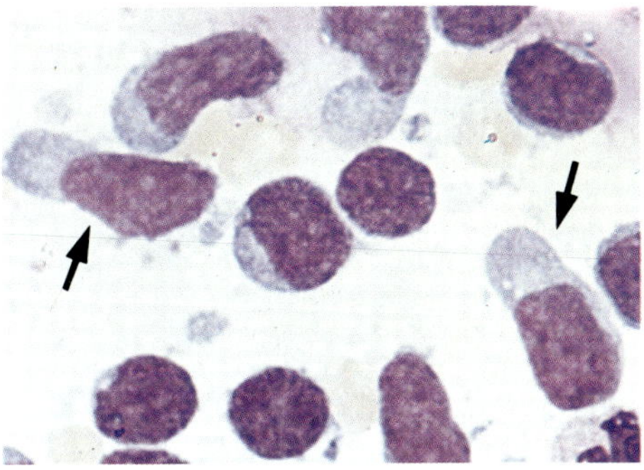
57a

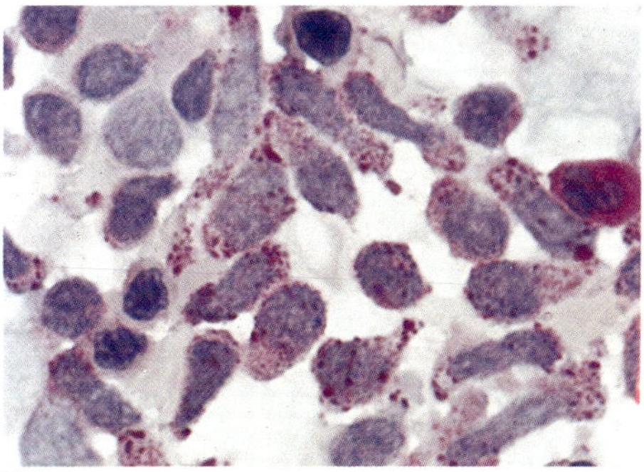
57b

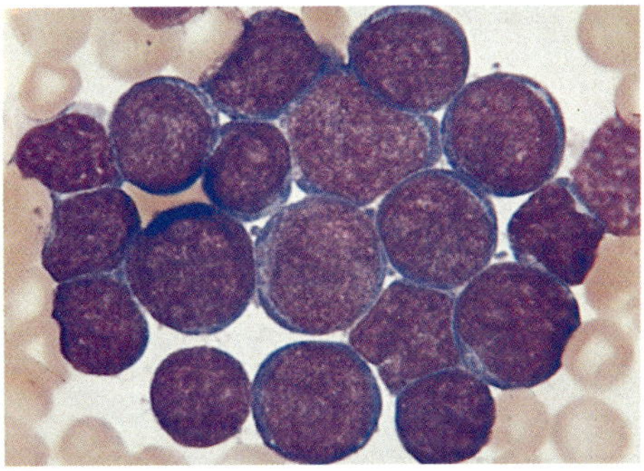
57c

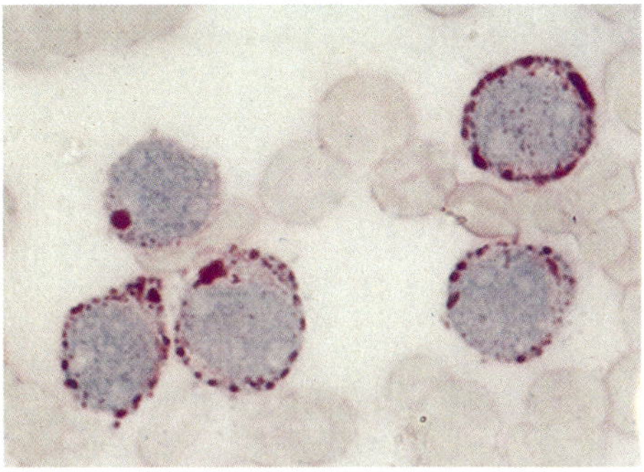
57d

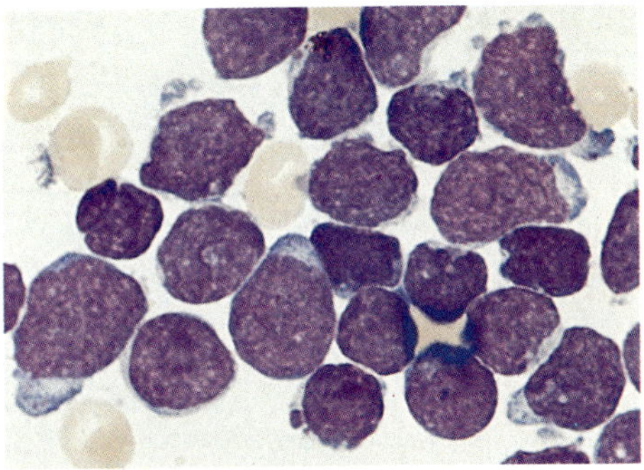
57e

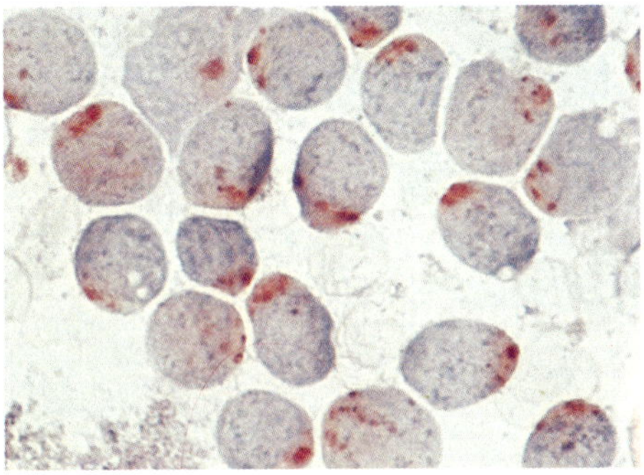
57f

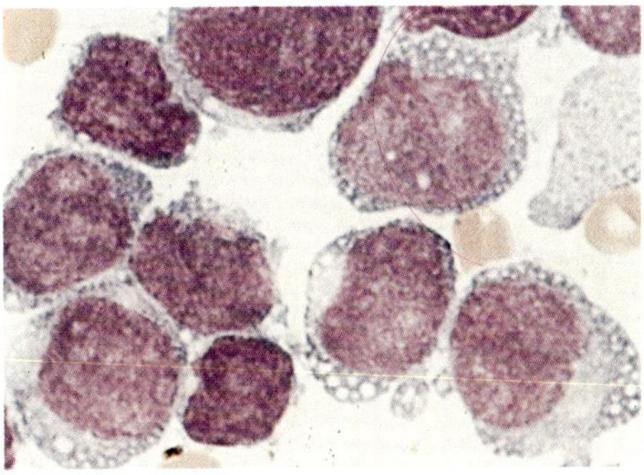
57g

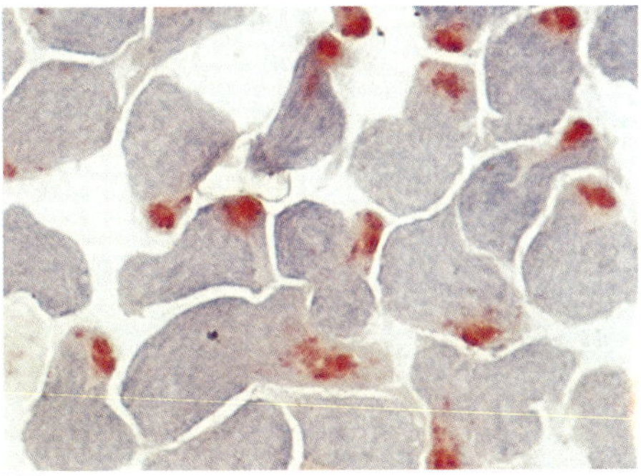
57h

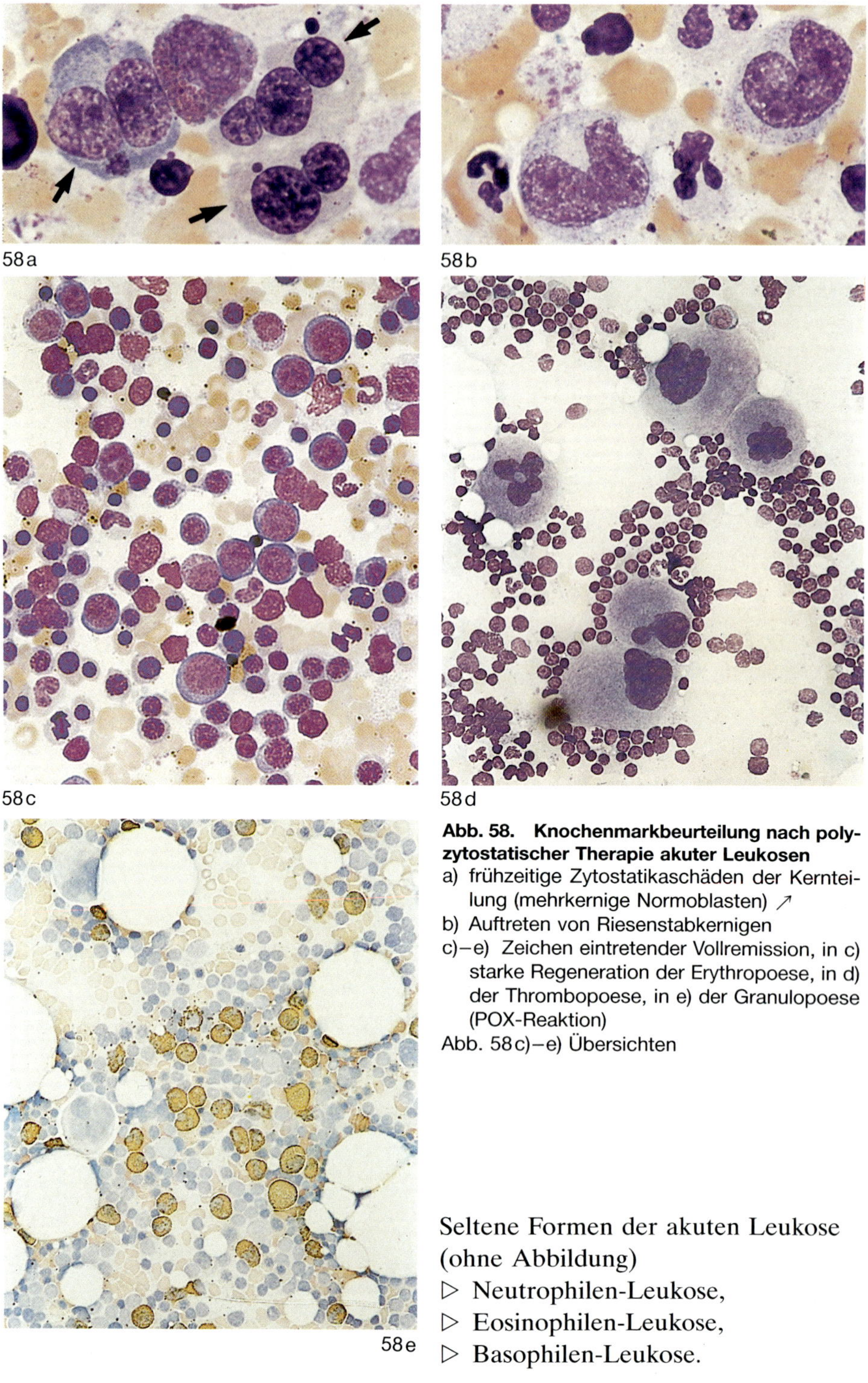

Abb. 58. Knochenmarkbeurteilung nach polyzytostatischer Therapie akuter Leukosen
a) frühzeitige Zytostatikaschäden der Kernteilung (mehrkernige Normoblasten) ↗
b) Auftreten von Riesenstabkernigen
c)–e) Zeichen eintretender Vollremission, in c) starke Regeneration der Erythropoese, in d) der Thrombopoese, in e) der Granulopoese (POX-Reaktion)
Abb. 58c)–e) Übersichten

Seltene Formen der akuten Leukose (ohne Abbildung)

▷ Neutrophilen-Leukose,
▷ Eosinophilen-Leukose,
▷ Basophilen-Leukose.

Tab. 10 Myeloproliferative Erkrankungen

Erkrankungstyp	Peripheres Blut	Mark	ALP-Index
CML (chronisch-myeloische Leukose) Stadium 1 (I	Leuko < 50000/µl, einzelne unreife Formen, Baso evtl. (+)	Sehr zellreich. GE*-Index 5–6. Granulopoese mäßig nach links verschoben.) und Eos. vermehrt. Mega- ro-)Karyozyten (+)	< 10
Stac (\	Megakaryozytose Myelose Agrylin	em zellreich, keine Fettzellen. ndex > 10. Granulopoese eutlicher Linksverschie- , aber genügender eifung.) und Eos + +, Blasten +! Mikrokaryozyten + +. n Gaucherzellen.	< 10, meist 0
Stac (A		Stadium 2, jedoch verstärkte verschiebung mit erhebli- Vermehrung von Promyelo- . enanteil ca. 10%.	0–50
Stad (E		enmark mit geringen len reiferer Granulo- eformen. fe Basophile +. Erythro-/ nbopoese reduziert. PAS- ive Blasten in ca. 25% des ums 3.	0–150
CMI (chro ry täre)		ich, aber wegen frühzeitiger entwicklung schwer aspi- r. GE-Index ca. 5, Granulo- e mäßig nach links verscho- Megakaryozyten + + +, da- ele Formen mit bizarren en.	> 100
Po vera (		llierung aller drei Blutbil- ssysteme (Panmyelose) mit ängung der Fettzellen. Me- yozytenkerne oft verstärkt pt. Speichereisen zumeist iv.	150–400
(Os fibrose (OMF)	10000–100000, typische leukämoide Reaktion mit Blasten, Pro- und Myelozyten, Erythroblasten. Thrombo meist erhöht, oft Makrothrombozyten und Megakaryozytenkernfragmente.	in frühen Krankheitsstadien wird Zellmark gewonnen. Es ist reich an Megakaryozyten mit bizarren Kernen. Sonst gewöhnlich punctio sicca! Markhistologie notwendig!	(0)/< 100/ > 100
Essentielle Thrombozythämie	Ery und Leuko normal. Weißes Diff. unauffällig. Thrombo 600000–2 Mio.; Makrothrombo +; (**NB:** Megakaryozytäre Myelose = CMGM!).	Zellreich, aber Fettzellen vorhanden. Praktisch normale Erythro- und Granulopoese. Starke Vermehrung großer Megakaryozyten mit bizarren Kernen.	normal

* GE-Index = Quantitatives Verhältnis zwischen Granulo- und Erythropoese (Näheres s. S. 40; 104/105

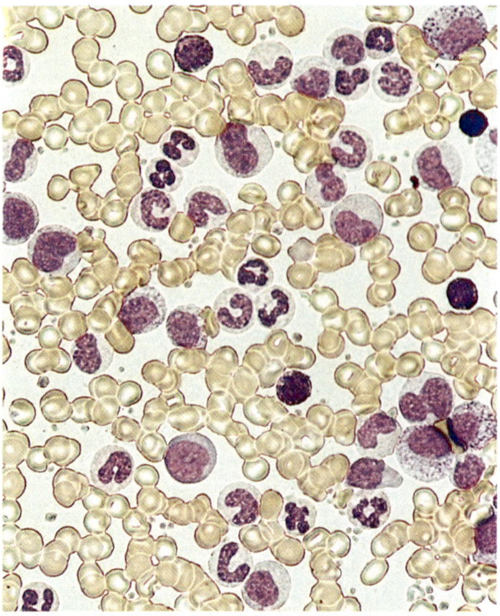
59a

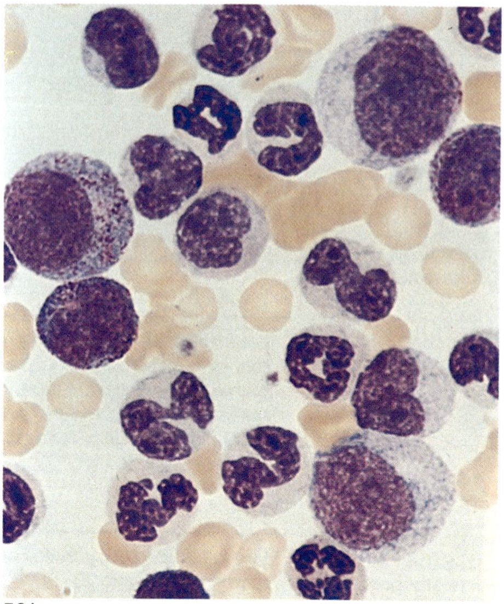
59b

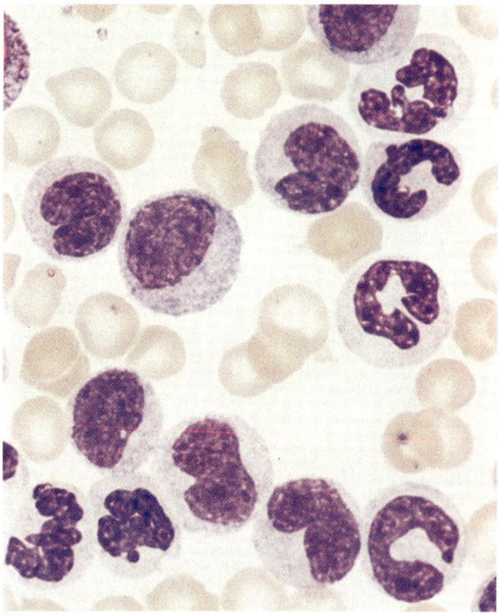
59c

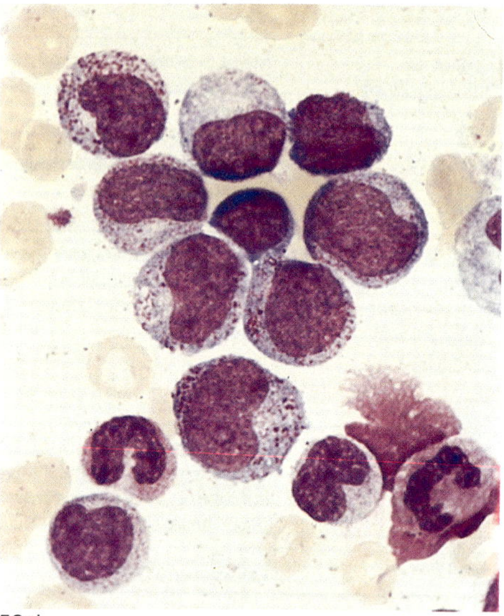
59d

Abb. 59. Chronisch-myeloische Leukämie (CML)

a) Blutausstrich (Übersicht 100fach): hohe Leukozytose mit Linksverschiebung bis zu Blasten (typisches Stadium 2)
b) Ausschnitt aus a) 1200fach
c) Stadium 1 (nur geringe Unreife im Differentialblutbild)
d) Stadium 2–3 (Akzelerationsstadium mit >20% Promyelozyten)

Abb. 60. Chronisch-myeloische Leukämie (Blutausstrich) ▶

a) Stadium 2 (vermehrtes Auftreten von Eosinophilen ↗)
b) chronisch monozytäre Form (s. S. 57)
c) typische Basophilenvermehrung (Stadium 2)
d) maligner Basophilenschub (Stadium 3)
e) wie d), Toluidinblaufärbung
f) Blastenschub (Stadium 3)
g) anderer Blastentyp im Stadium 3
h) lymphoider Blastenschub (PAS-Reaktion z. T. granulär positiv)

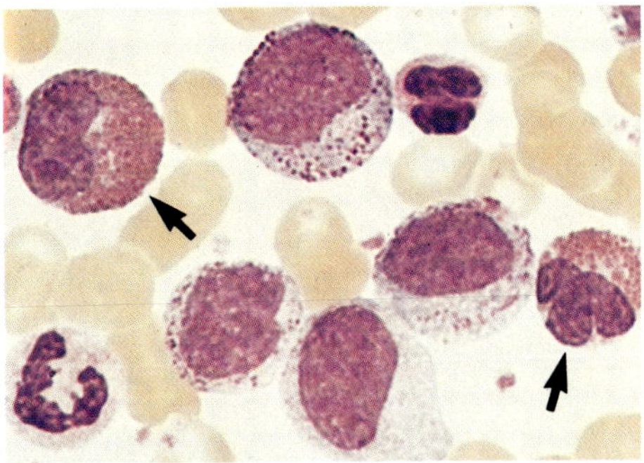

60a

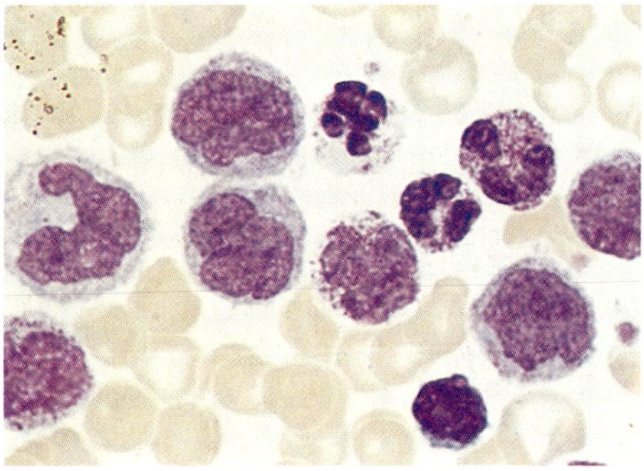

60b

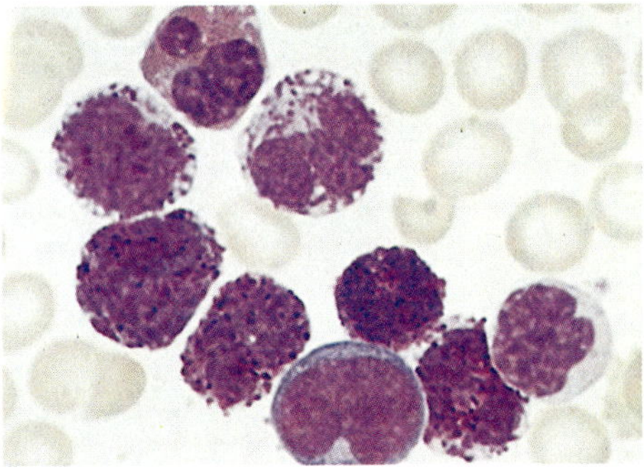

60c

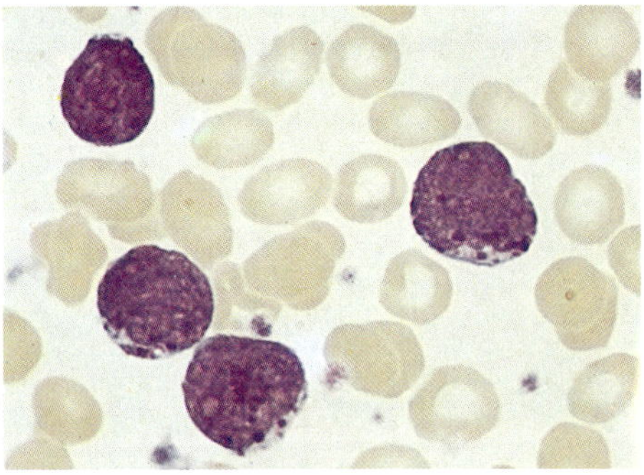

60d

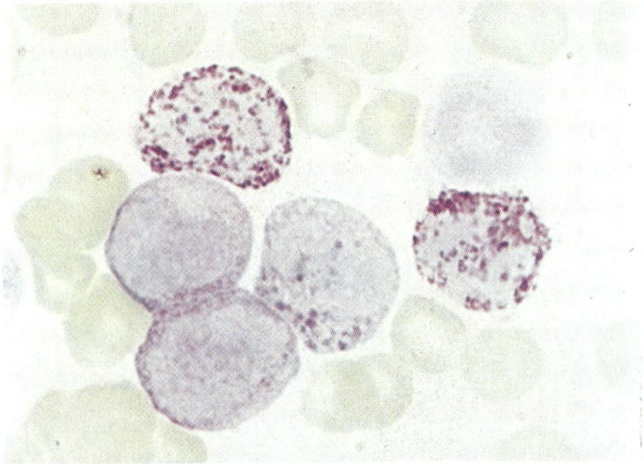

60e

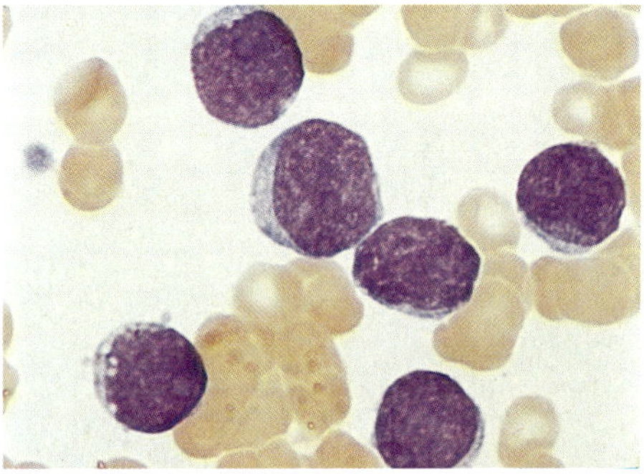

60f

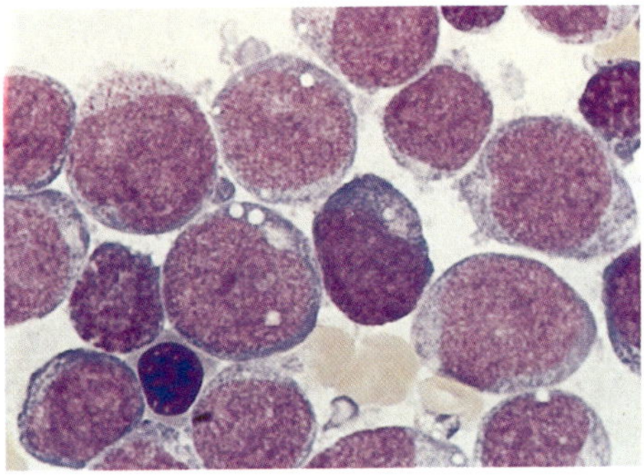

60g

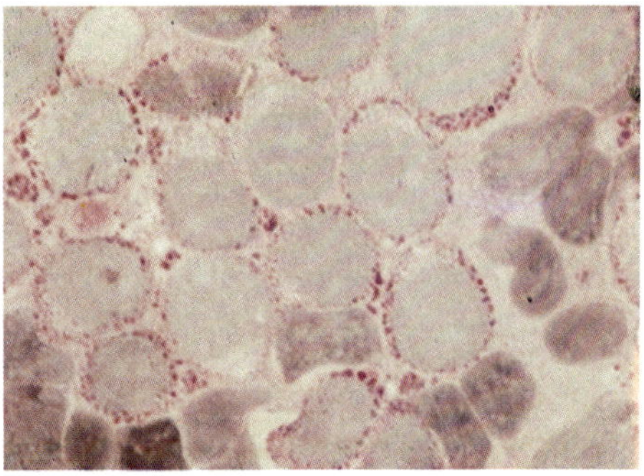

60h

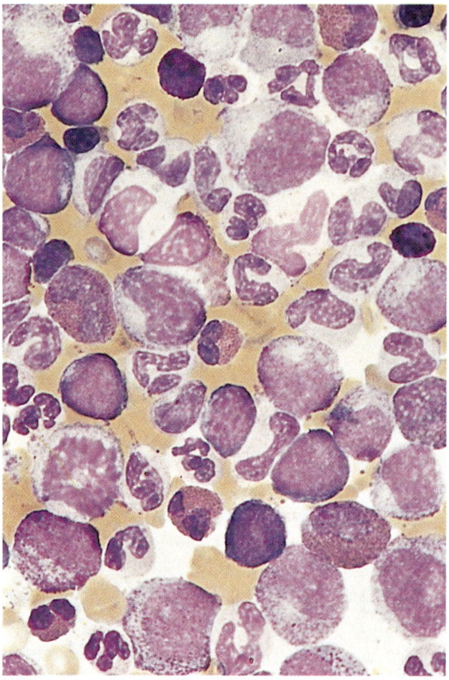

61 a

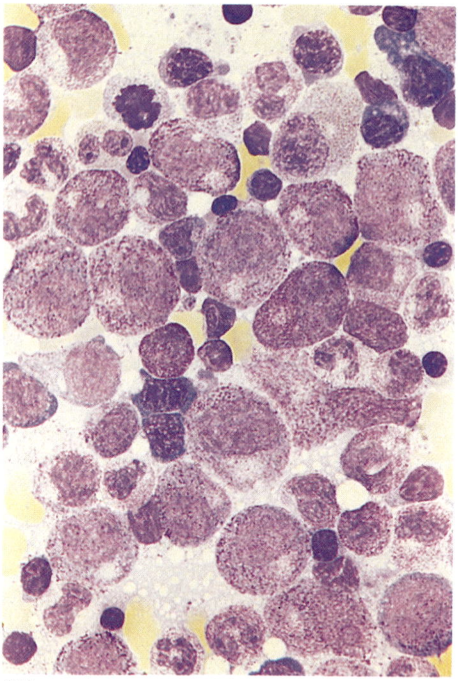

61 b

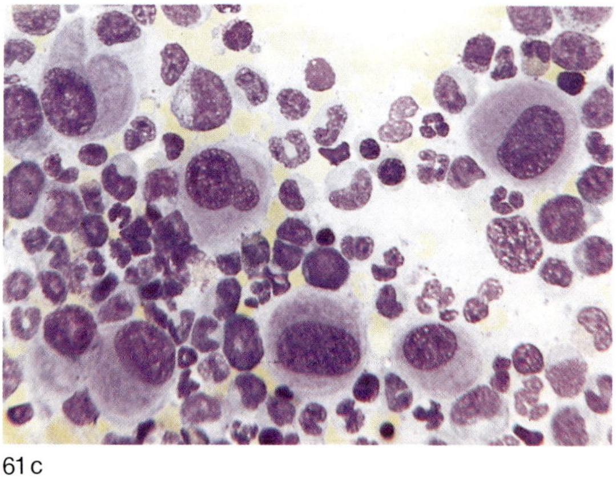

61 c

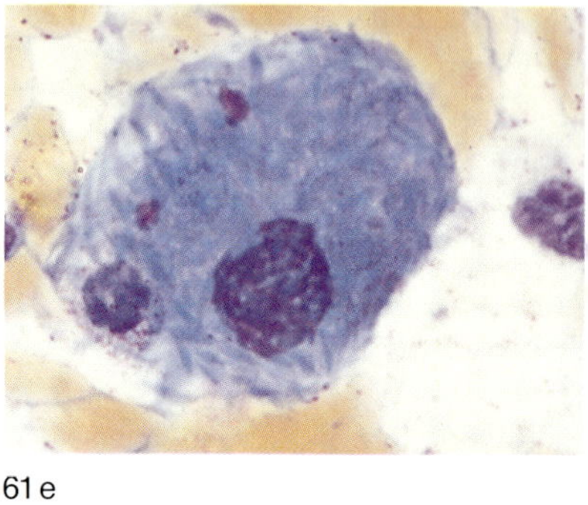

61 e

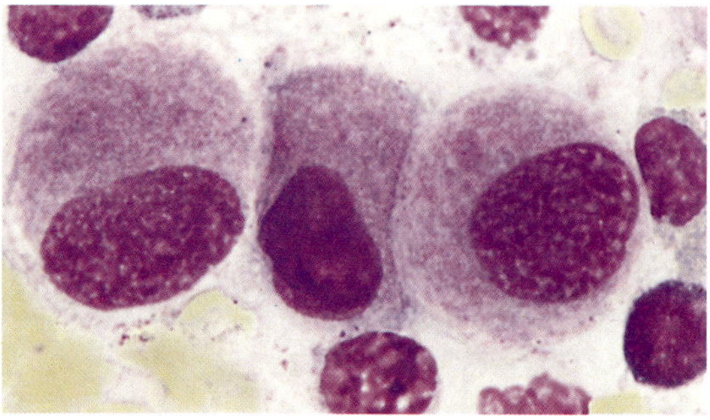

61 d

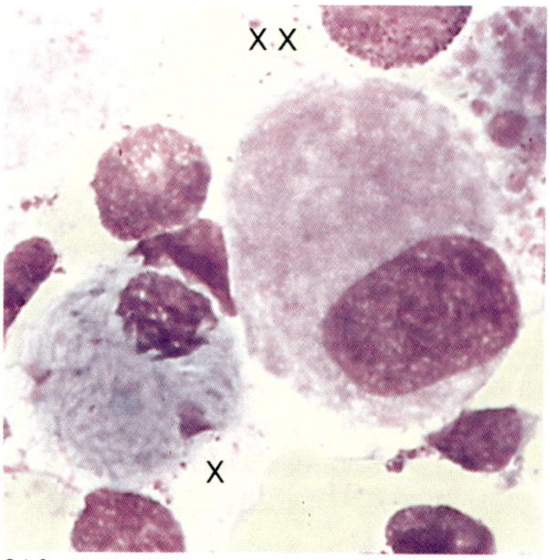

61 f

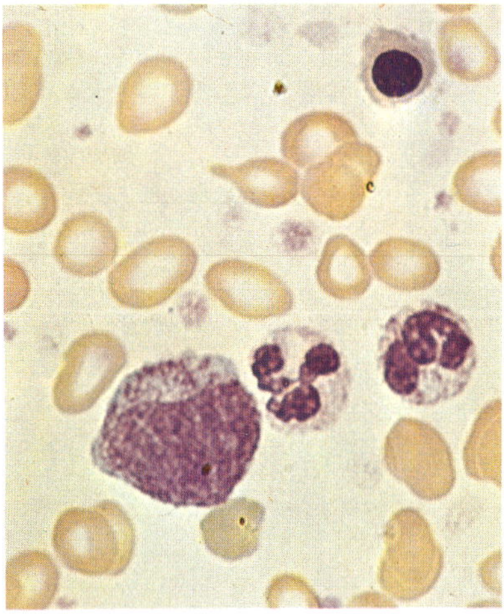

62a

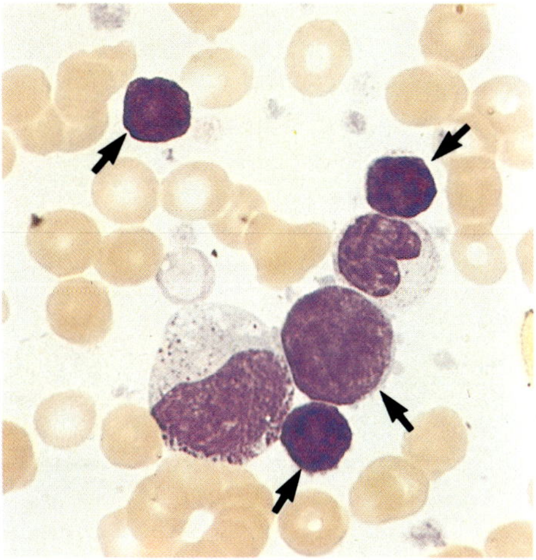

62b

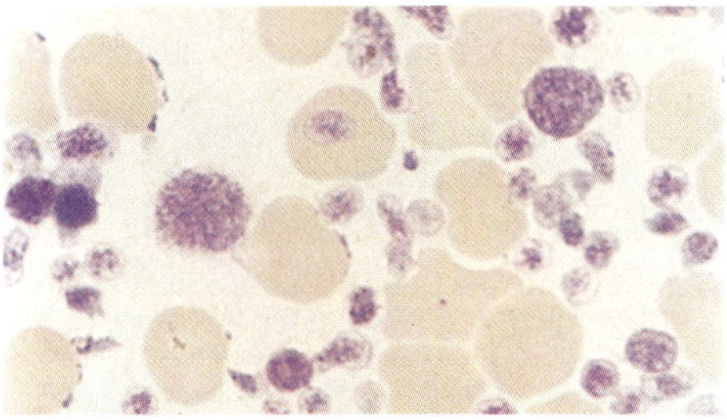

62c

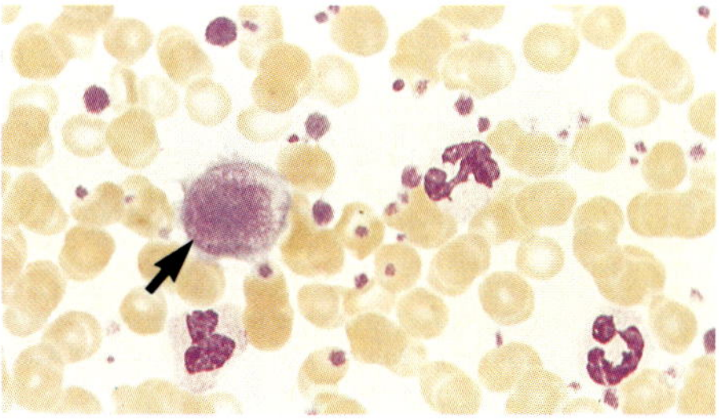

62d

Abb. 62. Myeloproliferative Erkrankungen
(Blutausstrich/Leukozytenkonzentrat)

a) Myelofibrose: Aniso-Poikilozytose der Erythrozyten, leukämoide Reaktion (neben zwei Granulozyten ein Promyelozyt, oben ein Normoblast)
b) idem, Kernfragmente von Megakaryozyten ↗
c)–d) megakaryozytäre Myelose bzw. essentielle Thrombozythämie: Thrombozytose mit Makrothrombozyten, in d) riesiger Makrothrombozyt ↗, der größer ist als umgebende Granulozyten

---

◀ **Abb. 61. Chronisch-myeloische Leukämie (Knochenmark)**

a) typisches Zellbild im Stadium 2, auch Eosinophile und Basophile vermehrt, GE-Index erhöht (Übersicht) **NB:** Tox. Granulation.
b) im Vergleich zu a) reaktive Granulopoese bei Entzündungsprozeß
c) typisches Verhalten der Thrombopoese (Mikrokaryozyten ++, Übersicht)
d) Mikrokaryozyten (stärkere Vergrößerung)
d) Mikrokaryozyten (stärkere Vergrößerung)
e) einzelne Pseudo-Gaucherzelle im Mark bei CML Stadium 2 (seltenes Ereignis), kein Bezug zum M. Gaucher [s. Abb. 67h)]
f) Pseudo-Gaucherzelle (×) neben einem großen Mikrokaryozyten (××)

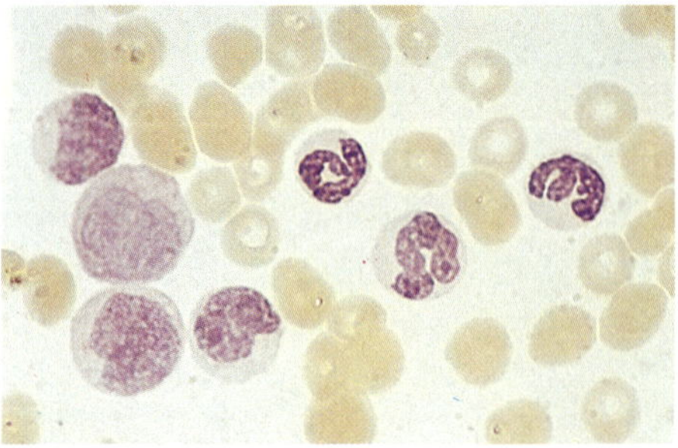

63a

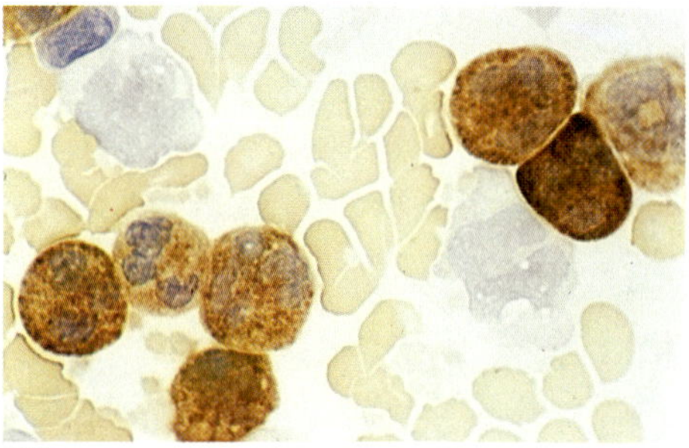

63b

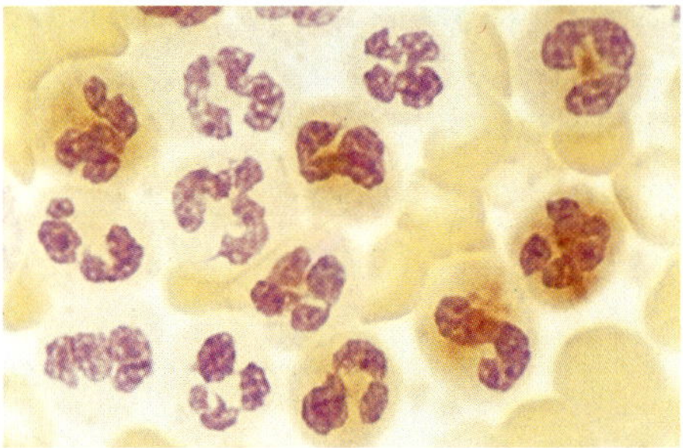

63c

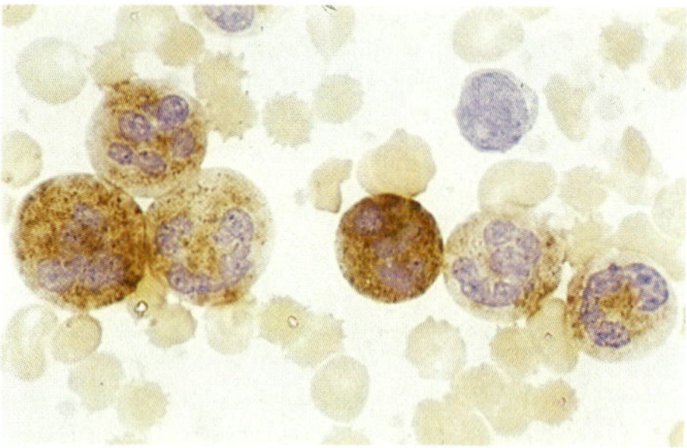

63d

Abb. 63. Differentialdiagnostische Bedeutung und diagnostische Bewertung der alkalischen Leukozyten-Phosphatase (ALP)

a) Blutausstrich bei CML: Fehlende Fermentaktivität in den reifen Granulozyten (Stadium 1, 2, meist auch 2–3). Im Stadium 3 kann in den wenigen vorhandenen Granulozyten die Aktivität der ALP wieder ansteigen!
b) hoher ALP-Index: Sehr oft bei Polycythaemia vera (im Gegensatz zur symptomatischen Polyglobulie), aber auch bei anderen Erkrankungen (s. Indikationsliste S. 111)
c) normaler ALP-Index (Stärkegrad 0–2)
d) mittelgradig, deutlich erhöhter ALP-Index (Stärkegrad 2–4) bei Entzündungsgranulozytose [im Gegensatz zu a)]

NB: Klassifizierung und Technik der ALP s. S. 44 und S. 112! ALP-Indices werden grundsätzlich nur im Blutausstrich bestimmt!

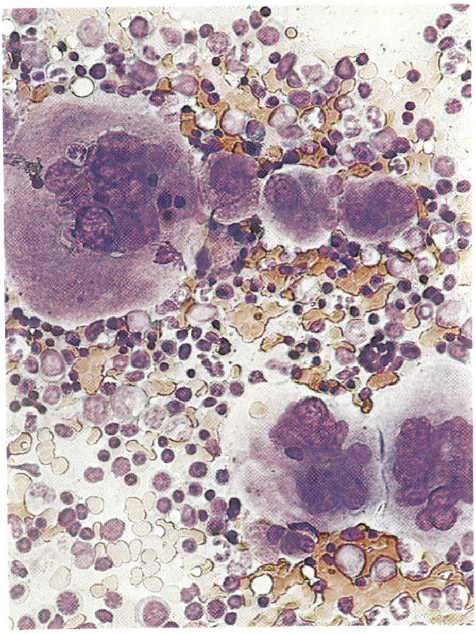

64 a

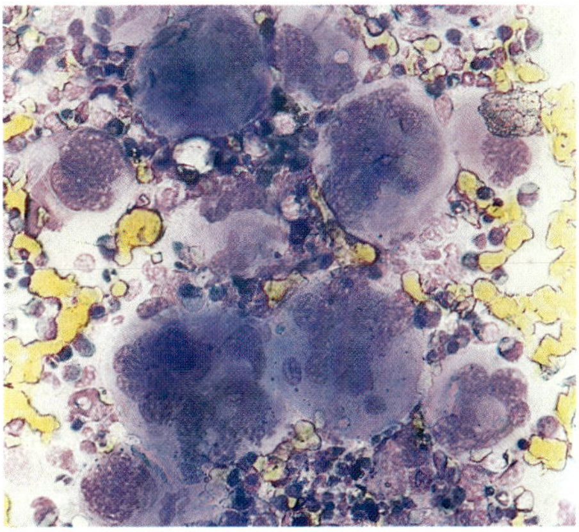

64 b

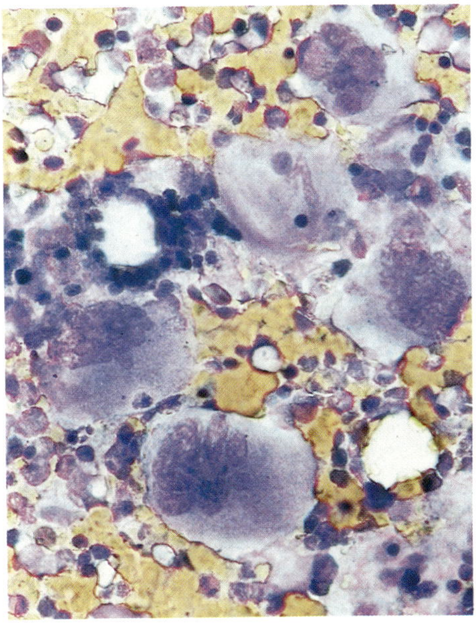

64 c

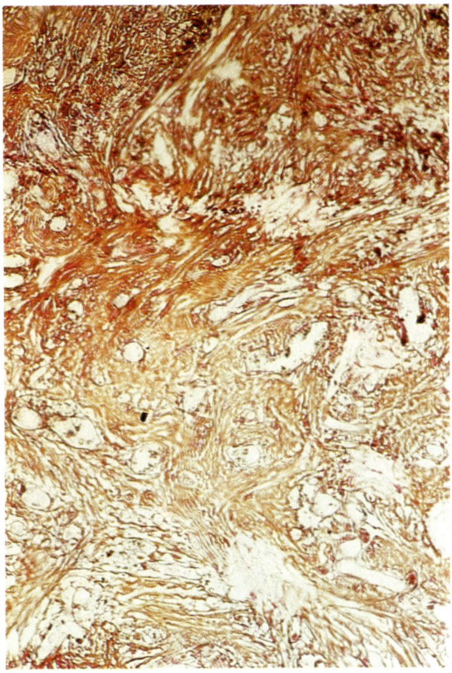

64 d

Abb. 64. Myeloproliferative Erkrankungen (Knochenmark) [Vergr. 120×]

a) Polycythaemia vera: Neben gesteigerter Erythropoese auch verstärkte Granulo-Thrombopoese (Panmyelose), dabei teilweise bizarre Kernformen der Megakaryozyten. Fettzellen ∅, Speichereisen ∅

b) megakaryozytäre Myelose (CMGM): Bizarr gestaltete Megakaryozyten +++

c) Myelofibrosesyndrom: Frühes Stadium = ähnlich b)

d) Endstadium = totale Markfibrose, Blutbildung erloschen (Färbung nach Gomori; histologisches Präparat Prof. Lennert, Kiel)

5.4 Pathomorphologie der Thrombopoese

Während Thrombozytosen ganz überwiegend in den Bereich myeloproliferativer Erkrankungen (s. S. 71–77) gehören oder nach Splenektomie beobachtet werden, muß die *isolierte Thrombopenie,* soweit sie nicht Begleitsymptom einer anderen Knochenmarkerkrankung ist, als eigenes Krankheitsgeschehen gesondert betrachtet werden.

Die wichtigsten Ursachen der Thrombopenie sind:

1. Infekte, vor allem Virusinfekte bei Kindern (transitorische Thrombopenie),
2. Autoimmunantikörper gegen Thrombozyten (Hauptursache des M. Werlhof),
3. medikamentös induzierte Bildung von Thrombozytenantikörpern (z. B. Sedormidpurpura).

Thrombopenien bei Hypersplenismus, SLE, Evans-Syndrom und akuten Leukosen usw. sind gewöhnlich mit weiteren Zytopenien oder Blut- bzw. Knochenmarkveränderungen vergesellschaftet.

Für die morphologische Diagnostik verbleibt neben der postinfektiösen Thrombopenie hauptsächlich der *M. Werlhof,* der eine charakteristische, kompensatorisch zu deutende Megakaryozytose mit oder ohne mäßige Linksverschiebung aufweist.

NB: Weitere pathologische Megakaryozytenveränderungen siehe die Kapitel über perniziöse Anämie, Myelodysplasie, chronisch-myeloische Leukämie und Myelofibrose.

Unter *Heparineinwirkung* kann eine Thrombopenie induziert werden.

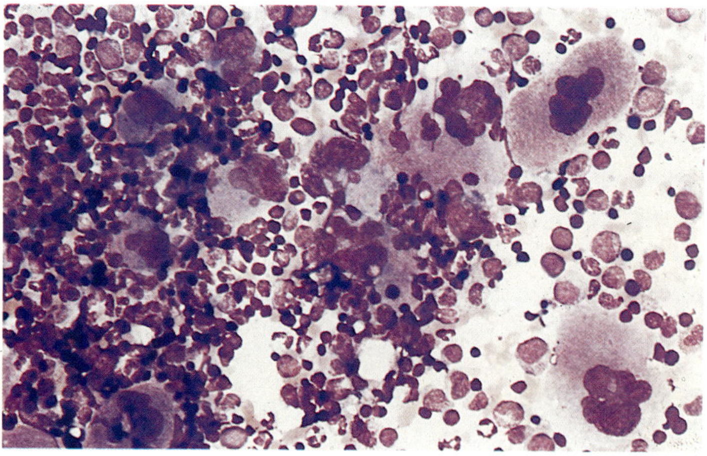

Abb. 65. Typischer Markbefund bei idiopathischer thrombopenischer Purpura (ITP, M. Werlhof, essentielle Thrombopenie) mit deutlicher kompensatorischer Mega-(Promega-)karyozytose (Vergr. 120×)

Abb. 66. Knochenmarksbefunde bei isolierter Thrombopenie
a)–d) ITP (M. Werlhof): Beispiele von Megakaryozyten, die sich prinzipiell nicht von thrombopoetisch tätigen Zellen des normalen Markes unterscheiden; in a) zwei Promegakaryozyten; in d) nur schwach positive PAS-Reaktion
e)–f) durch Virusinfekt geschädigte, deutlich vakuolisierte Megakaryozyten ▶

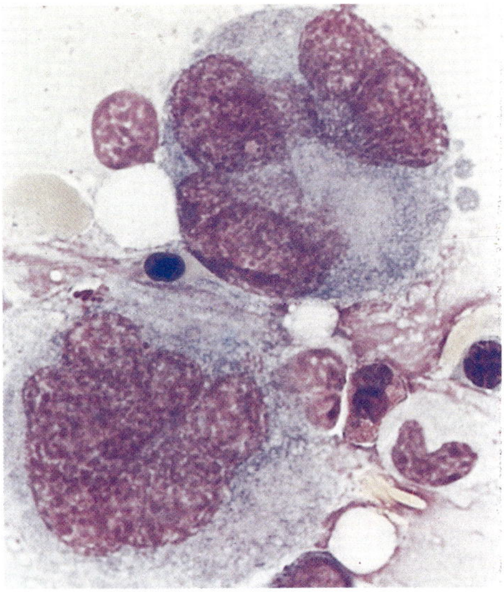
66a

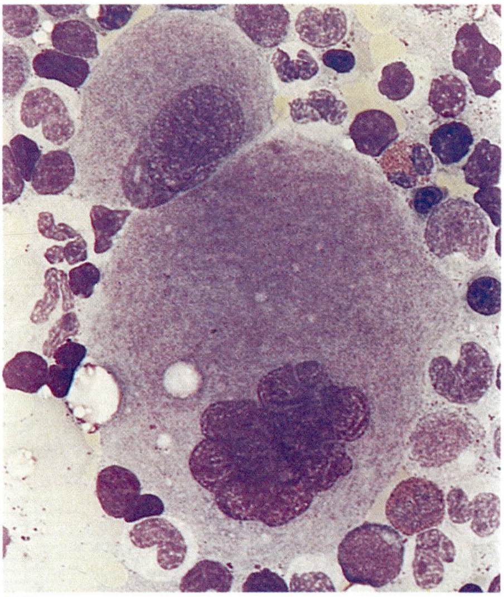
66b

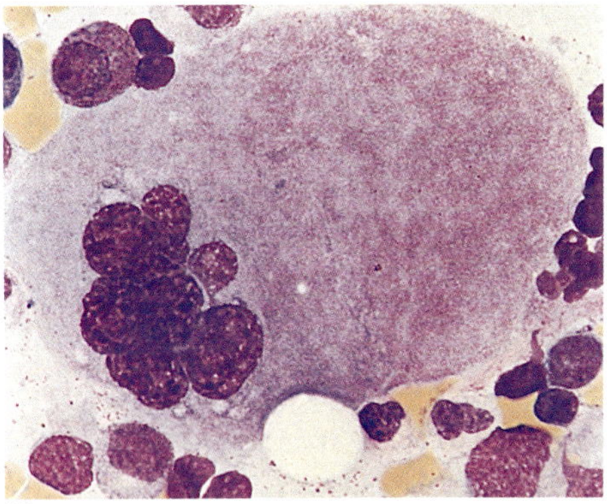
66c

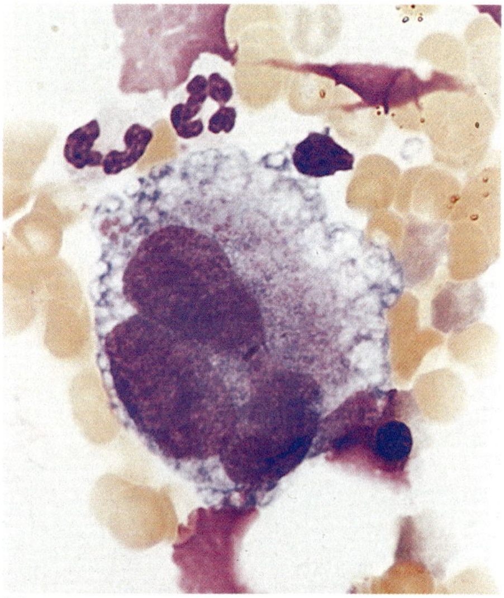
66e

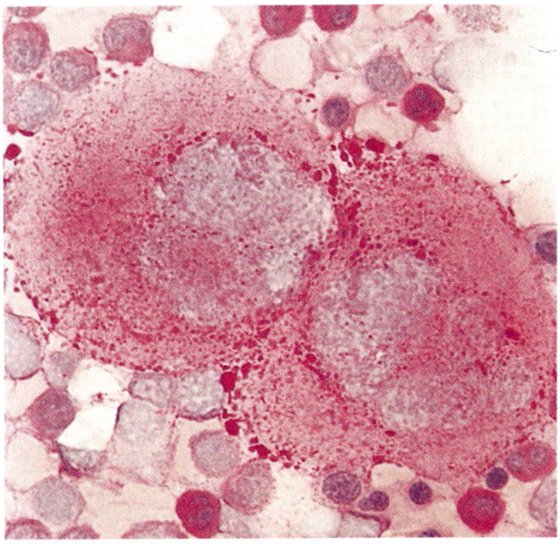
66d

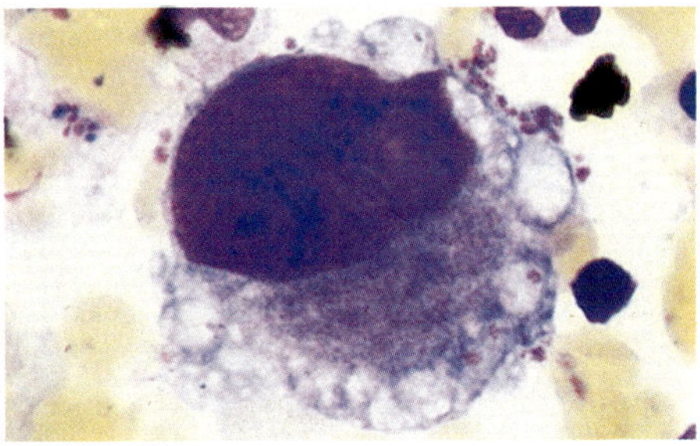
66f

5.5 Pathomorphologie des retikulohistiozytären Systems (RHS, MMS)

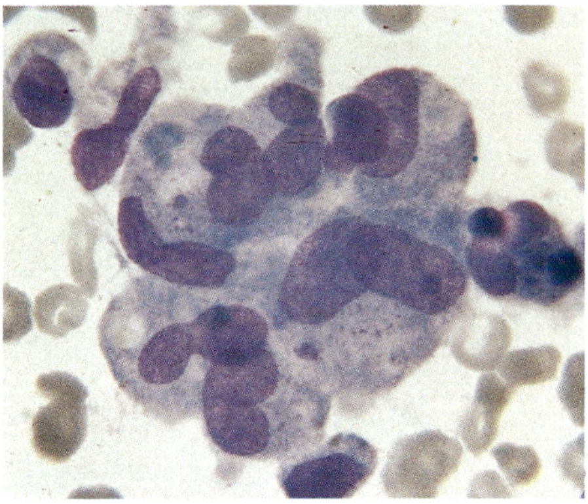

67 a

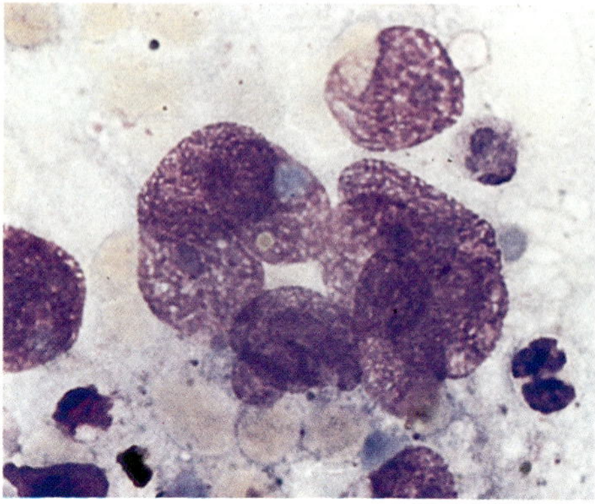

67 b

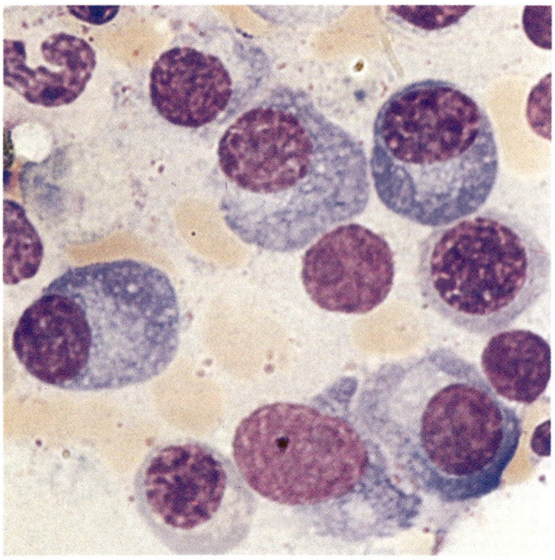

67 c

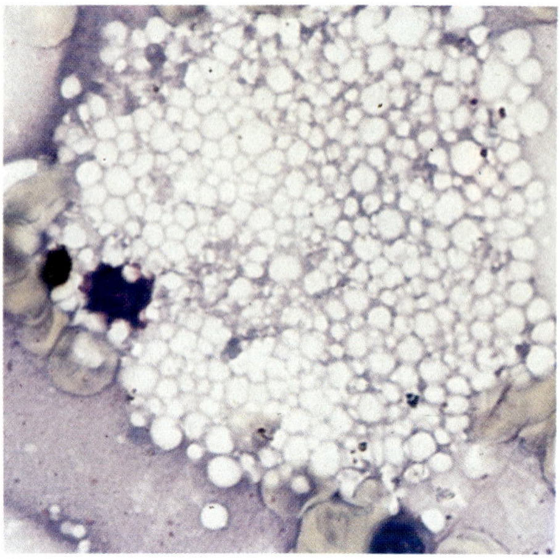

67 d

Abb. 67. Pathomorphologie des RHS (MMS)

a) sog. Endothelphagozytose (Ohrläppchenblut) bei septischen Prozessen, speziell bei Endocarditis lenta (seltener Befund)

b) Granulombildung im Knochenmark oder Lymphknoten, z. B. bei Tbc, M. Boeck, M. Bang. Die Granulomzellen entsprechen Histiomonozyten

c) plasmazelluläre Reaktion im Knochenmark, nur aus historischen Gründen hier dargestellt. Häufiger Befund bei mit Dysproteinämie einhergehenden Erkrankungen, z. B. Kollagenosen, Leberzirrhose, Nephrose, Amyloidose

d) Cholesterinspeicherung (Zieve-Syndrom) im Knochenmark

e) Speichervorgänge im Knochenmark bei beginnender Remission einer AMOL (Übersicht 400×)

f) Speicherzelle aus e) 1200×; wahrscheinlich aufgeblähter fettspeichernder Histiomonozyt

g) M. Niemann-Pick (Knochenmark): Aufblähung und tropfige Musterung von Retikulumzellen infolge Sphingomyelin-Speicherung

h) M. Gaucher (Knochenmark): Prinzipiell derselbe Vorgang wie in g), jedoch werden hier Glukozerebroside gespeichert. Speicherungsbild eher nadelförmig

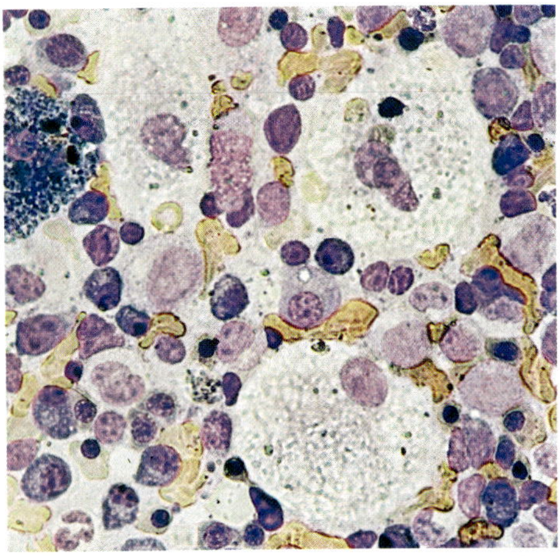

67e

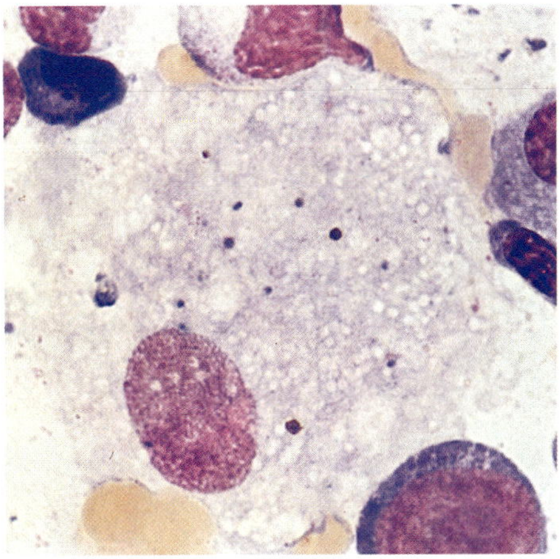

67f

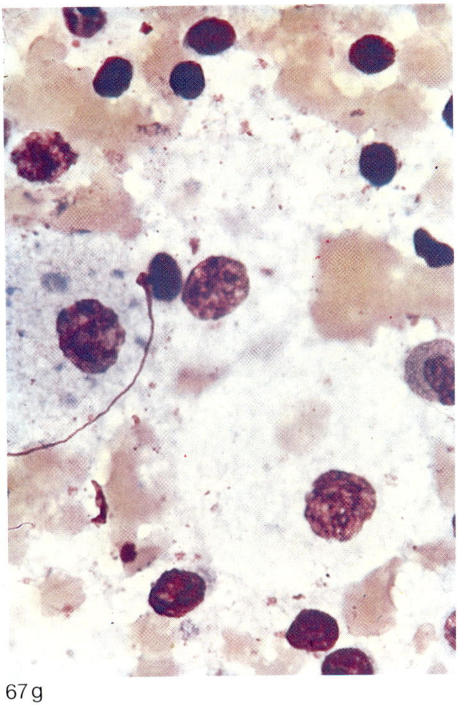

67g

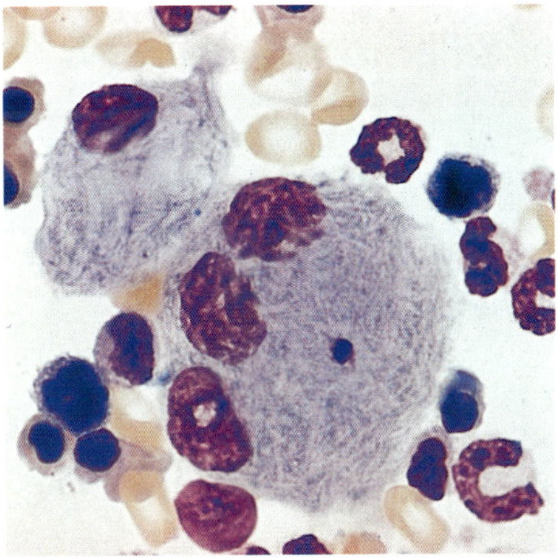

67h

5.5.1 Seltene Erkrankungen im Knochenmarkpunktat

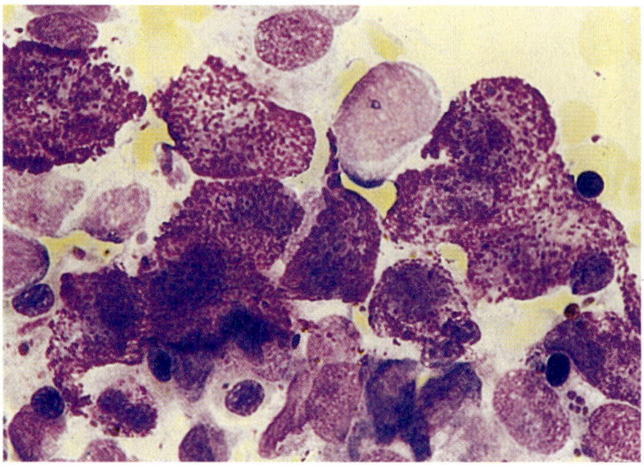

68

Abb. 68. Mastzellenretikulose (maligne Mastozytose)
Maligne Wucherung der Gewebsmastzellen, oft verbunden mit humoralen Symptomen. Vergr. 1000×.

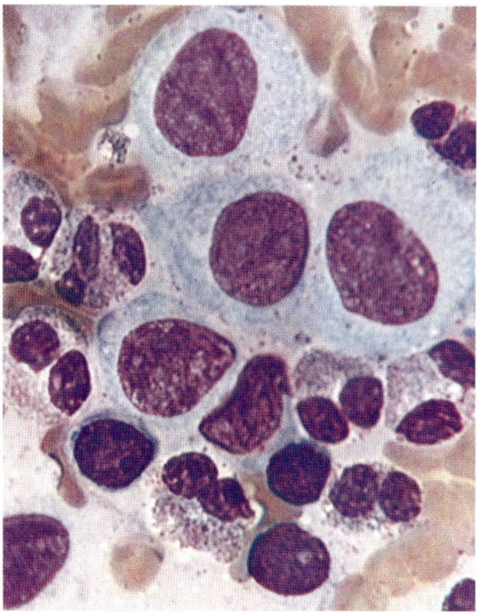

69

Abb. 69. Eosinophiles Granulom (Histiocytosis X)
Typische histiozytäre Elemente neben eosinophilen Granulozyten. Dieselben (monozytogenen) Histiozyten sind das Zellsubstrat des seltenen Krankheitsbildes der malignen Histiozytose.

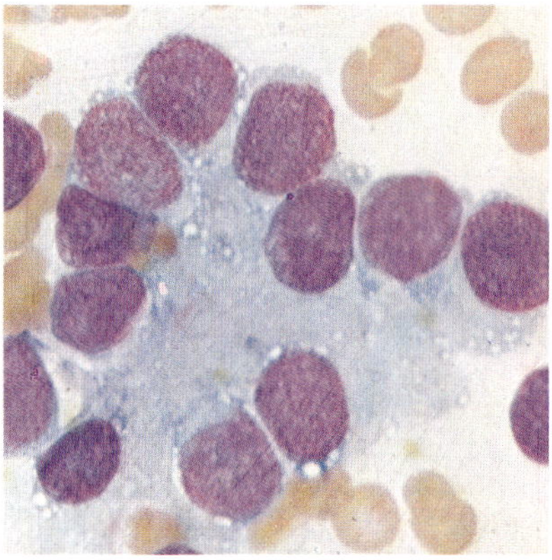

70

Abb. 70. Ewing-Sarkom
Typischer Tumorzellverband mit Vakuolisierung des Zytoplasma (Symplasma), die sehr charakteristisch ist.

5.6 Pathomorphologie des lymphatischen Systems

5.6.1 Lymphatische Reaktionen

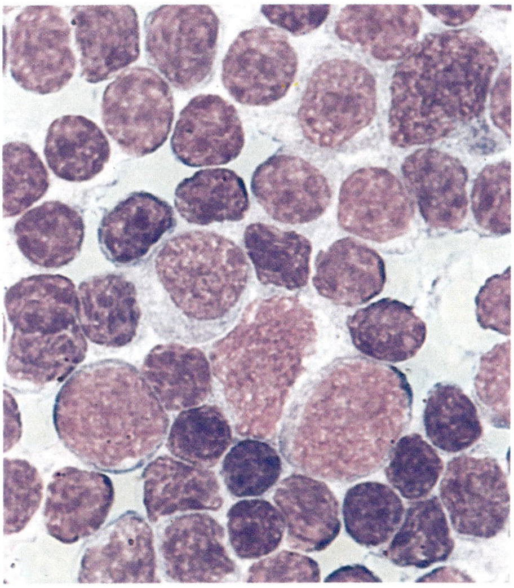

71 a

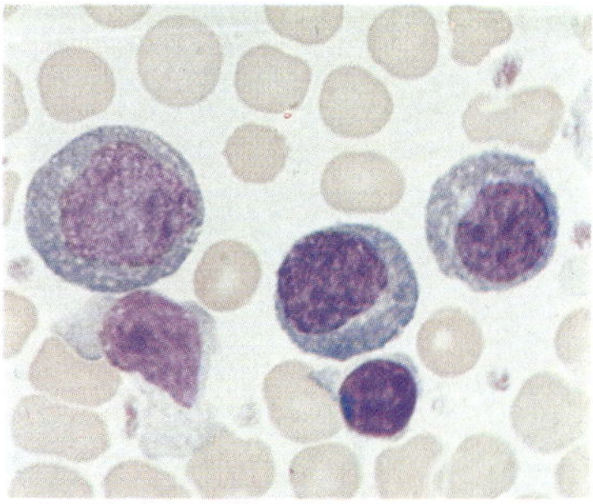

71 b

Abb. 71. Lymphatische Reaktionen
a) gemischtzellige, lymphatische Reaktion im Lymphknoten (Tupfpräparat) bei unspezifischer Lymphadenitis, evtl. auch bei Toxoplasmose
b) plasmoblastisch-plasmazelluläre Reaktion bei Rubeolen (Nachweis im Leukozyten-Konzentrat)

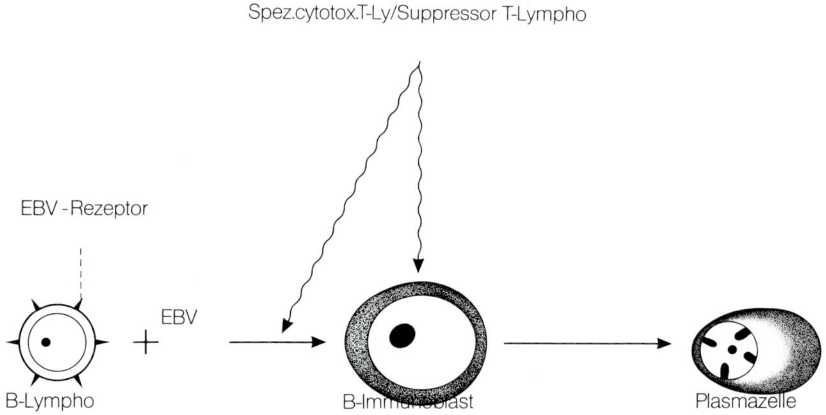

Abb. 72. Immunologisch bedingte Vorgänge im Lymphknoten bei infektiöser Mononukleose (M. Pfeiffer) (Schema nach Lennert)
Mit Epstein-Barr-Virus infizierte B-Lymphozyten werden zu B-Immunoblasten stimuliert, diese reifen zu Plasmazellen aus. T-Lymphozyten vom Suppressor- und zytotoxischen Typ bremsen diesen (gefährlichen) Prozeß und zerstören die virusinfizierten B-Lymphozyten. (Typische Lymphopoese bei M. Pfeiffer s. Abb. 25 c.)

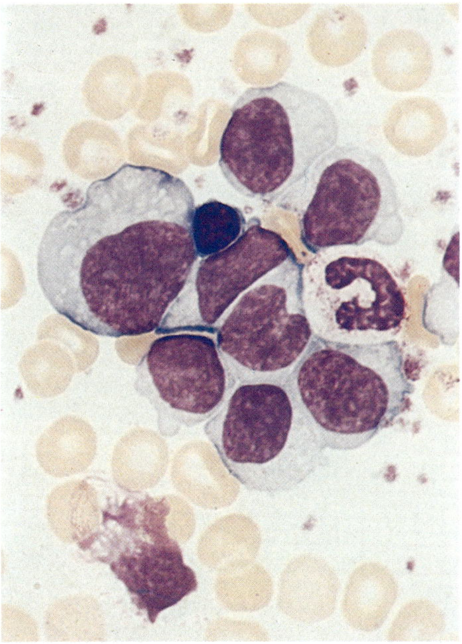

73a

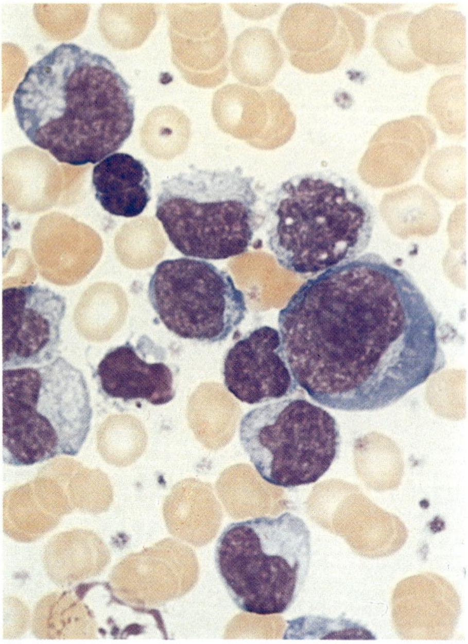

73b

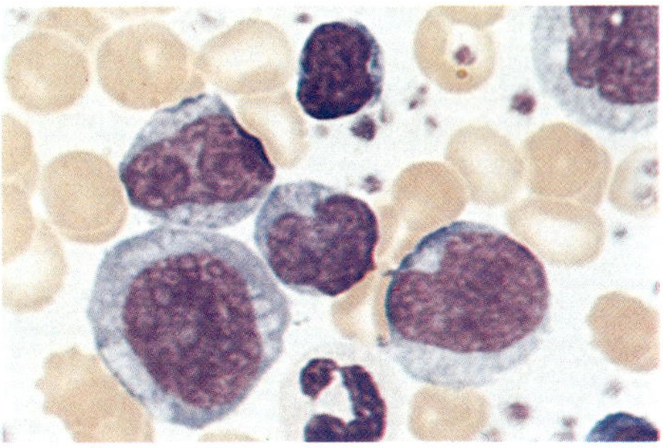

73c

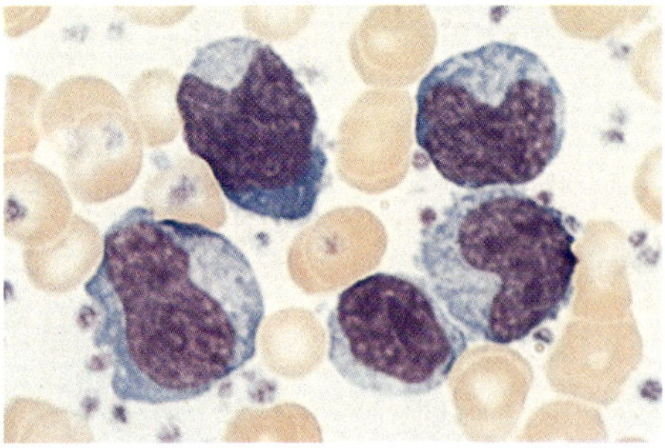

73d

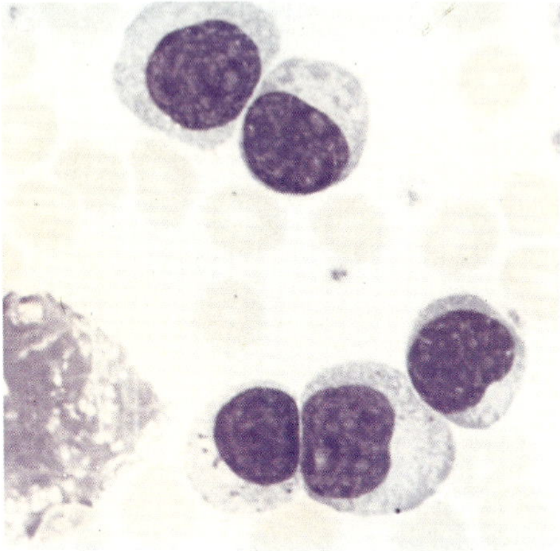

73e

Abb. 73. Infektiöse Mononukleose (peripheres Blut oder Leukozytenkonzentrat)

a)–c) typisches lymphoidzelliges Bild mit einzelnen, großen Immunoblasten

d) monozytoid geprägte Lymphoidzellen (häufiger Befund)

e) Lymphoidzellen mit z.T. beginnender Azurgranulation (Suppressorzellen)

NB: Lymphoidzellen verändern rasch ihre Kernform im EDTA-Blut! Knochenmark bei inf. Mononukleose meist uncharakteristisch!

5.6.2 Non-Hodgkin-Lymphome (NHL, aktualisierte Kiel-Klassifikation)

Tab. 11 Aktualisierte Kiel-Klassifikation der Non-Hodgkin-Lymphome (1988)

B-Zell-Lymphome	T-Zell-Lymphome
Lymphome von niedrigem Malignitätsgrad	
Lymphozytisch chronische lymphozytische Leukämie* Prolymphozytenleukämie*	Lymphozytisch chronische lymphozytische Leukämie** Prolymphozytenleukämie**
Haarzellenleukämie*	
	Kleinzellig zerebriform Mycosis fungoides, Sézary-Syndrom*
Lymphoplasmozytisch/-zytoid (Immunozytom)*	Lymphoepitheloid (Lennert-Lymphom)
Plasmozytisch*	Angioimmunoblastisch (AILD, LgrX)
Zentroblastisch-zentrozytisch* follikulär ± diffus diffus	T-Zonenlymphom
Zentrozytisch*	Pleomorph, kleinzellig (HTLV1 ±)
Lymphome von hohem Malignitätsgrad	
Zentroblastisch*	Pleomorph, mittelgroßzellig und großzellig (HTLV1 ±)
Immunoblastisch*	Immunoblastisch (HTLV1 ±)
Großzellig anaplastisch (Ki-1 +)	Großzellig anaplastisch (Ki-1 +)
Burkitt-Lymphom	
Lymphoblastisch	Lymphoblastisch**
Seltene Typen	*Seltene Typen*

* Zytologisch im Lymphknotentupfpräparat diagnostizierbar
** Zytochemisch im Lymphknotentupfpräparat z. T. diagnostizierbar (alle übrigen Formen nur histologisch-immunologisch zu identifizieren)

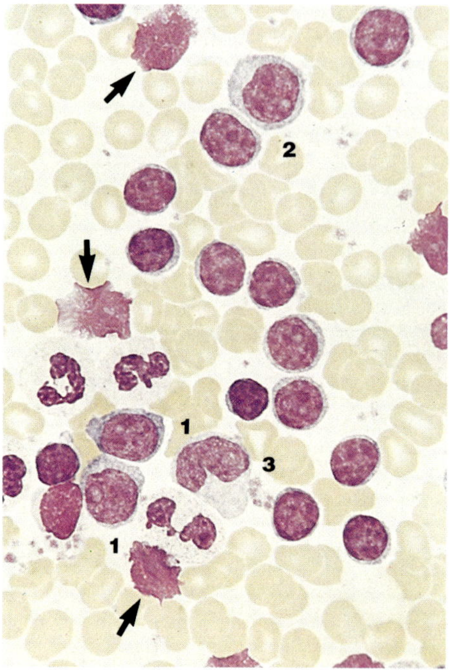

74a

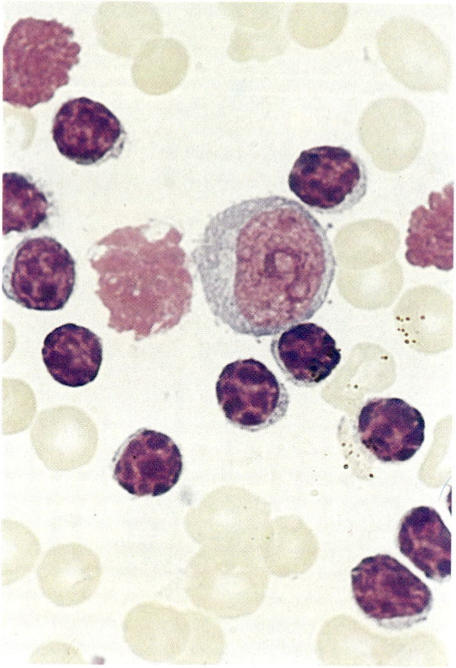

74b

Abb. 74. Chronisch-lymphatische Leukämie (CLL)

a) typischer Befund im peripheren Blut (Übersicht): Deutliche Vermehrung von kleinen Lymphozyten (bis zu 500 000 μl möglich). A- und subleukämische Verlaufsformen kommen vor. Bei ↗ Gumprechtsche Kernschatten = Zeichen besonderer Verletzlichkeit lymphatisch-leukämischer Zellen. Bei 1 Prolymphozyten, bei 2 fraglicher Paraimmunoblast, bei 3 Monozyt

b) Peripheres Blut: Neben Lymphozyten blastoide Zelle = Paraimmunoblast (nach Lennert)

Abb. 75. Chronisch-lymphatische Leukämie (CLL)

a) andere blastoide Zelle ↗ wie in 74b)

b) besonders große Blastenform im peripheren Blut bei CLL = typischer Paraimmunoblast [c) und d) Vergr. 1400×]

c) Knochenmarkpunktat bei CLL: Neben mäßiger Vermehrung von Lymphozyten sind noch viele Elemente der Myelopoese nachweisbar = Zeichen relativer Gutartigkeit der Erkrankung (Übersicht)

d) Knochenmarkpunktat bei CLL (Bröckelausstrich); ausgeprägte lymphatische Zellinfiltration, bestehend aus kleinen Lymphozyten und einem Prolymphozyten ↗. Bei × ein Normoblast. Diffuse lymphatische Markinfiltration ist bei CLL häufig nachweisbar, auch wenn noch keine Zeichen einer sog. Verdrängungsmyelopathie bestehen (s. Tab. 12).

NB: Marklymphozytosen kommen auch außerhalb lymphatischer Leukosen und Immunozytome vor, so z. B. bei Myelopathien, Autoimmunkrankheiten, juvenilem Eisenmangel. Auch können Anteile eines zufällig anpunktierten normalen oder reaktiv vergrößerten Marklymphknötchens den Eindruck einer diffusen lymphatischen Markinfiltration erwecken [s. Abb. 29d)]. Abb. 75a)–d) = B-CLL.

▶

Tab. 12 Rai-Klassifikation der chronisch-lymphatischen Leukämie (1975)

Stadium 0	Blutlymphozytose über 15×10^9/l, mindestens 40% Lymphozyten im Knochenmark
Stadium I	Stadium 0 mit Lymphknotenvergrößerung
Stadium II	Stadium 0 mit Splenomegalie und (oder) Hepatomegalie (± Lymphknotenvergrößerung)
Stadium III	Stadium 0 mit Anämie (Hämoglobin unter 110 g/l, ± Milz-, Leber- oder Lymphknotenvergrößerung)
Stadium IV	Stadium 0 mit Thrombopenie (Thrombozyten unter 100×10^9/l), unabhängig von Hb, ± Milz-, Leber- oder Lymphknotenvergrößerung

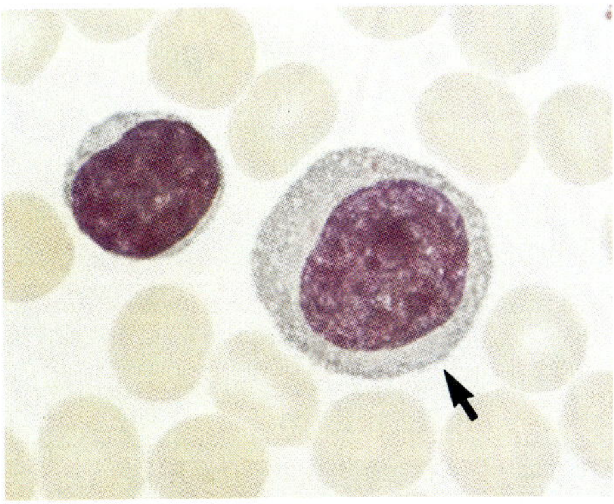

75a

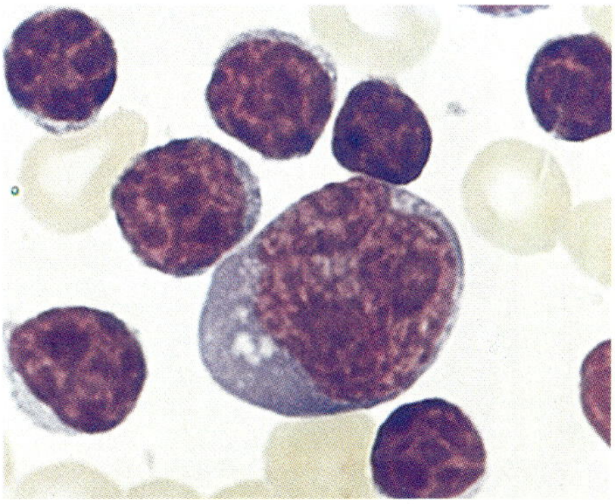

75b

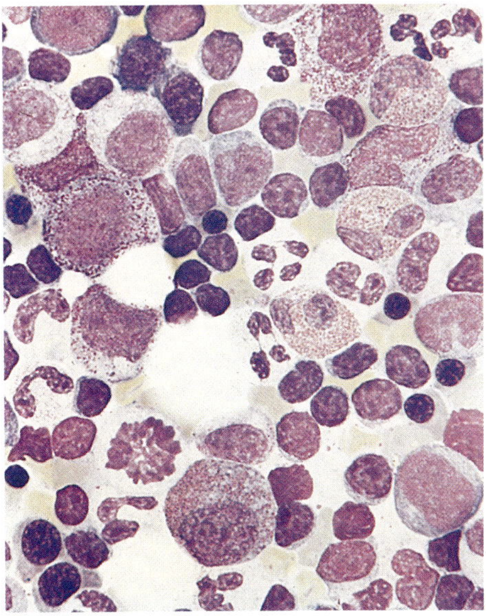

75c

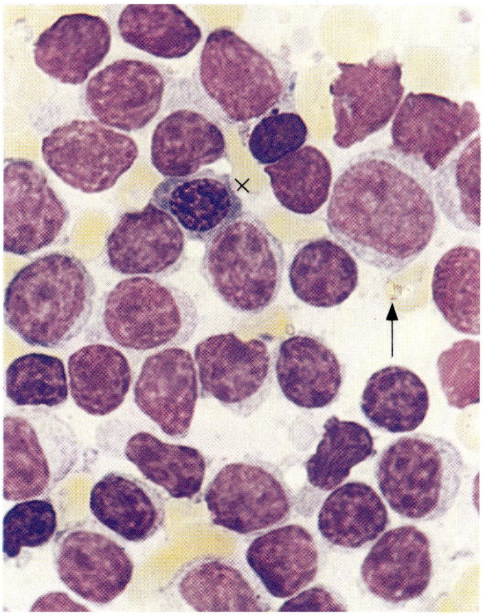

75d

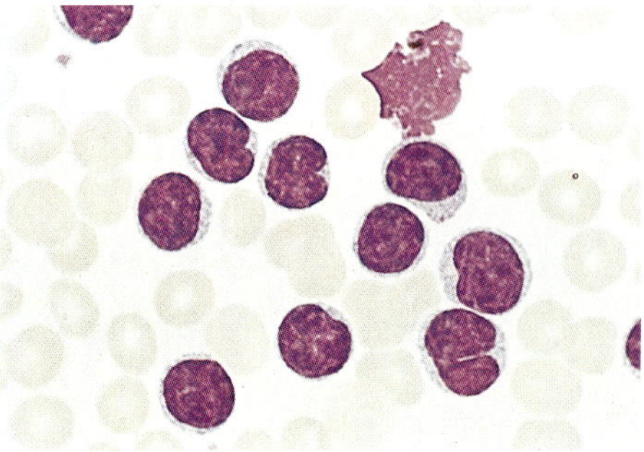
76a

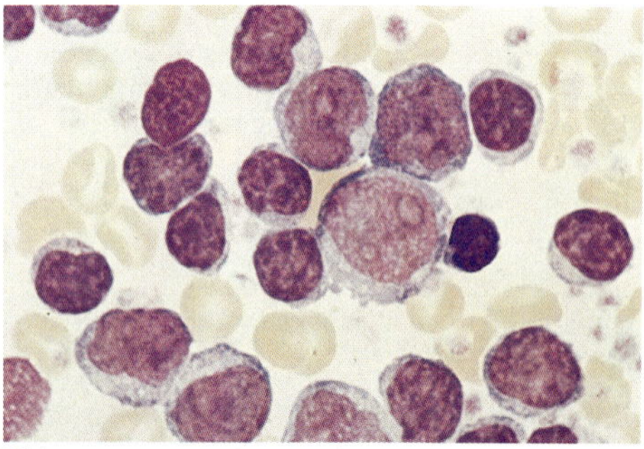
76b

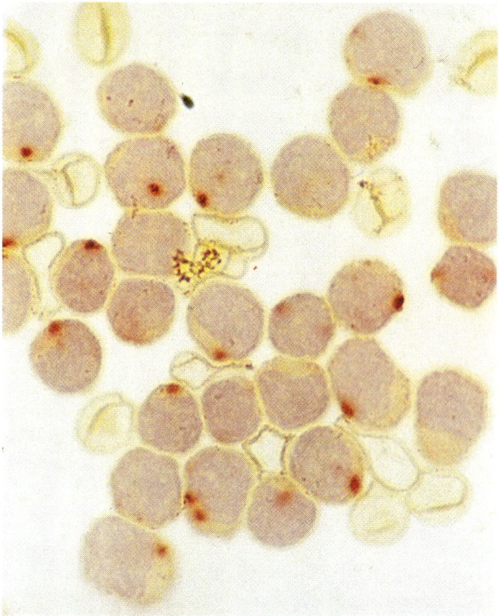
76c

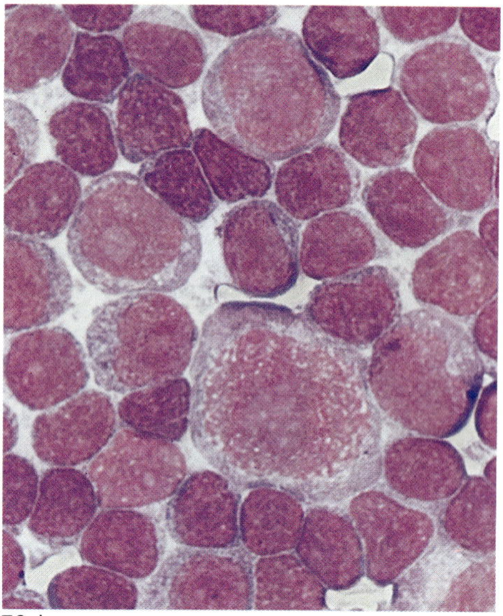
76d

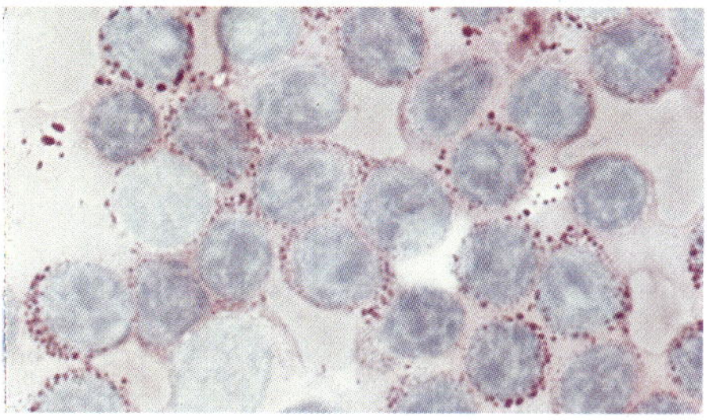
76e

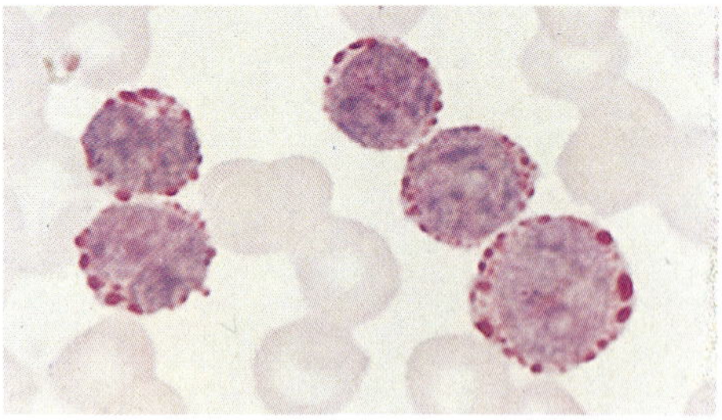
76f

Abb. 76. Chronisch-lymphatische Leukämie (CLL)

a) Blutausstrich: Teilweise gekerbte Lymphozyten bei B-CLL (früher als B_2-CLL bezeichnet)

b) Blutausstrich: Fortgeschrittenes Stadium einer CLL mit starken Atypien der lymphatischen Zellelemente [a), b) Vergr. 500×]

c) Blutausstrich: T-CLL, hier durch fokal positiven Ausfall der sauren Esterase erkennbar geworden

d) Lymphknotentupfpräparat: Auffallend stark proliferative CLL. Neben kleinen Lymphozyten vermehrt Paraimmunoblasten (histologisch bestätigt)

e) Markausstrich: Gegenüber der Norm vermehrter Glykogengehalt der Lymphozyten bei CLL (PAS-Reaktion)

f) Blutausstrich: Besonders stark positive PAS-Reaktion bei CLL im Finalstadium

NB: Übergang einer CLL in ein zentroblastisches oder immunoblastisches Lymphom = sog. Richter-Syndrom (seltenes Ereignis).

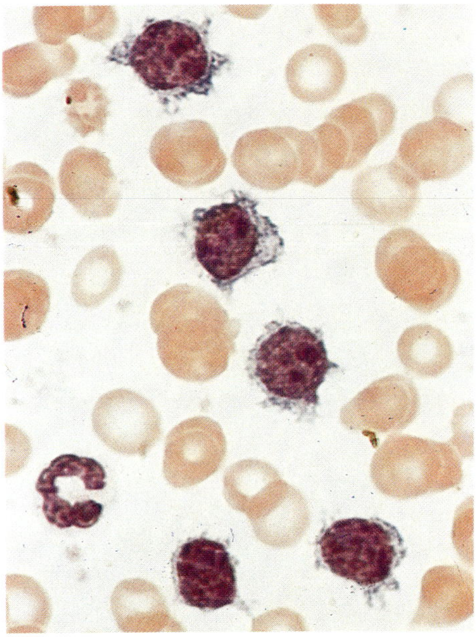

77 a

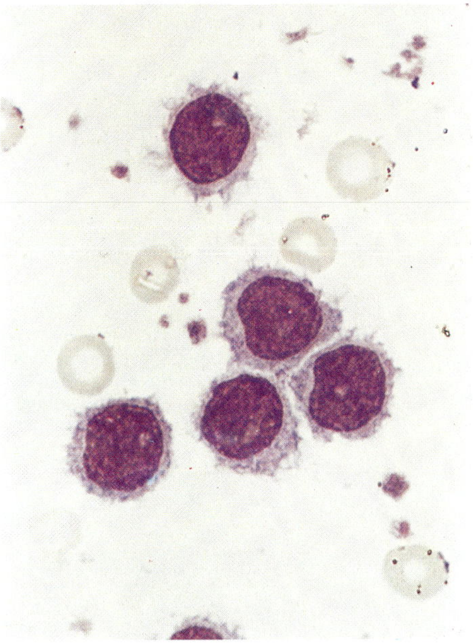

77 b

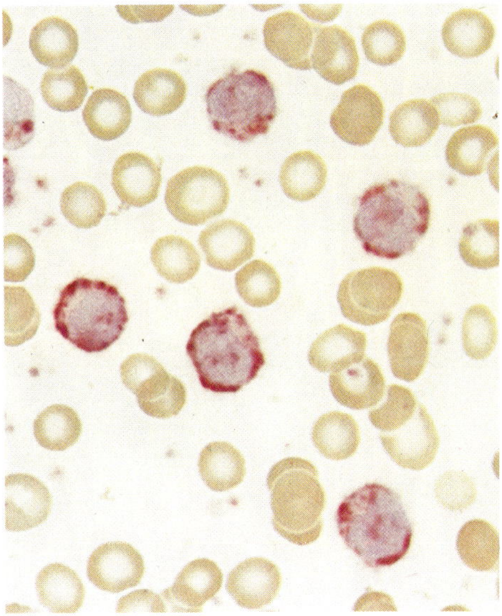

77 c

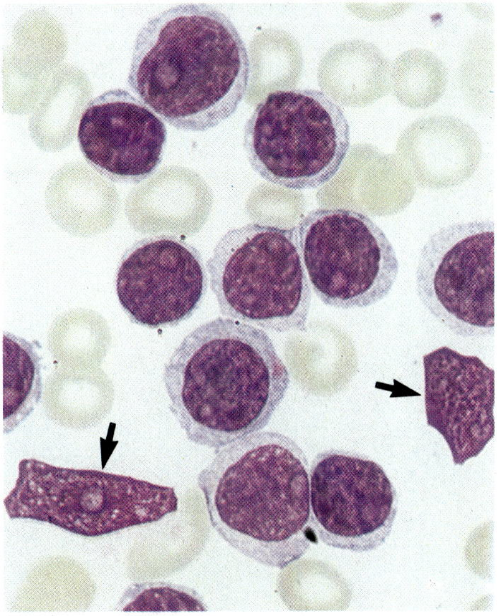

78

Abb. 77. Haarzellen-Leukämie (HCL), „hairy cell leukemia“
a) und b) typischer Zellbefund im Blutausstrich
c) Nachweis tartratresistenter saurer Phosphatase in Haarzellen (kein absolut obligater Befund!)

Abb. 78. Prolymphozyten-Leukämie
Gleichmäßige, annähernd blastenähnliche Atypie der im Blutausstrich stark vermehrten lymphatischen Elemente. Zytochemisch manchmal gleiches Verhalten wie Haarzellen! Bei ↗ lädierte Zellen.

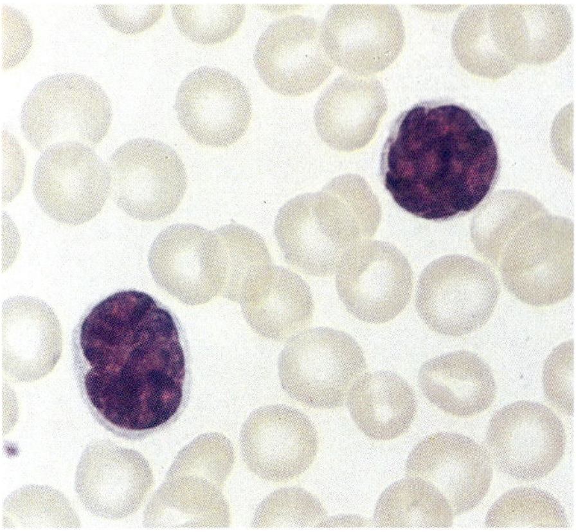

79a

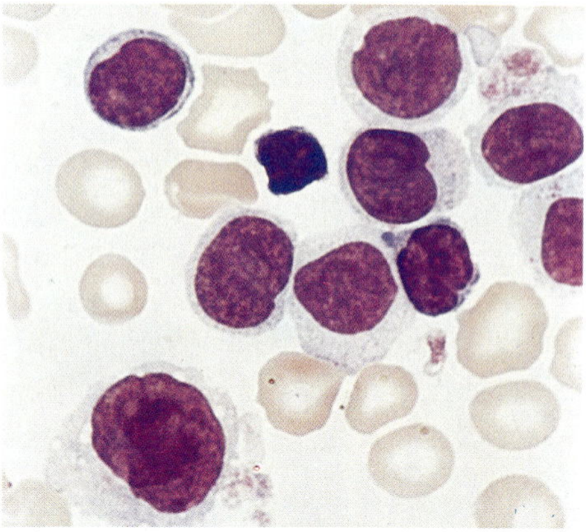

79b

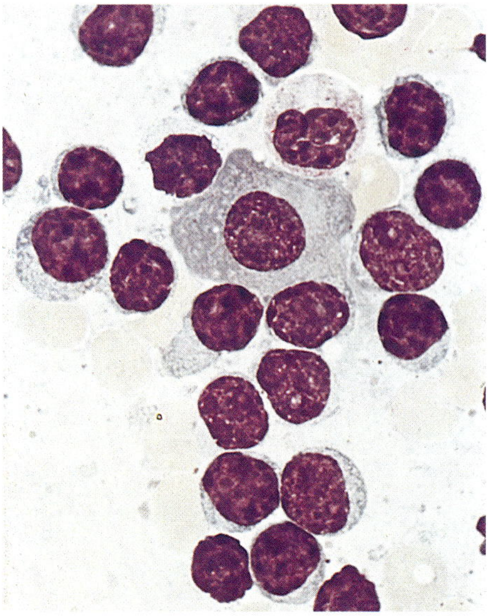

80a

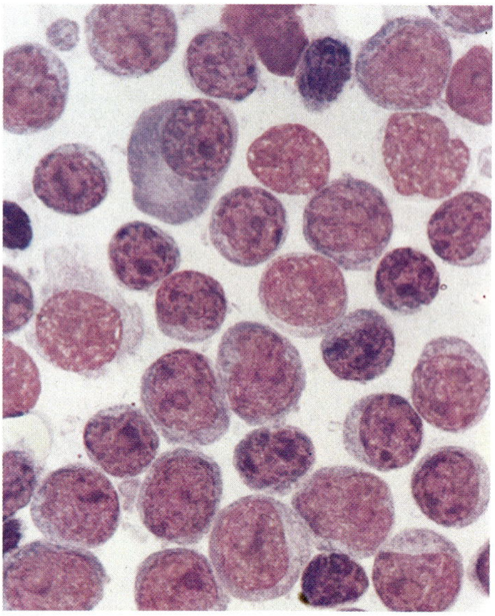

80b

Abb. 79. Sézary-Syndrom bei Mycosis fungoides

a)–b) typische, zerebriforme sog. Lutzner-Zellen im Blutausstrich (morphologisch veränderte T-Helferzellen). Seltener Befund! [a) Präparat Prof. Löffler, Kiel]

Abb. 80. Lymphoplasmozytoides/plasmozytisches Immunozytom (LPI)

a) Typ des M. Waldenström (Makroglobulinämie): Vorwiegend kleine Lymphozyten und nur wenig vermehrte Plasmazellen im Knochenmark, daneben manchmal vermehrt Gewebsmastzellen

b) LPI: Typischer Befund im Lymphknotentupfpräparat

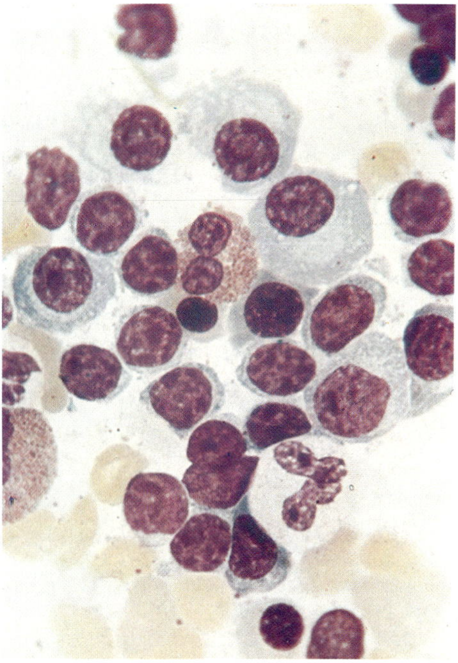
80c

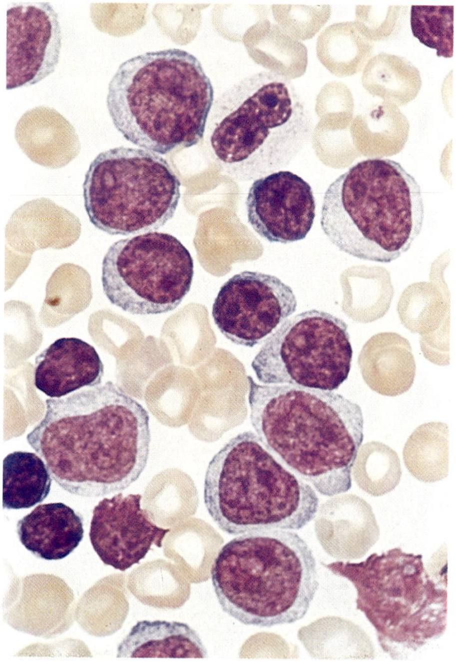
80d

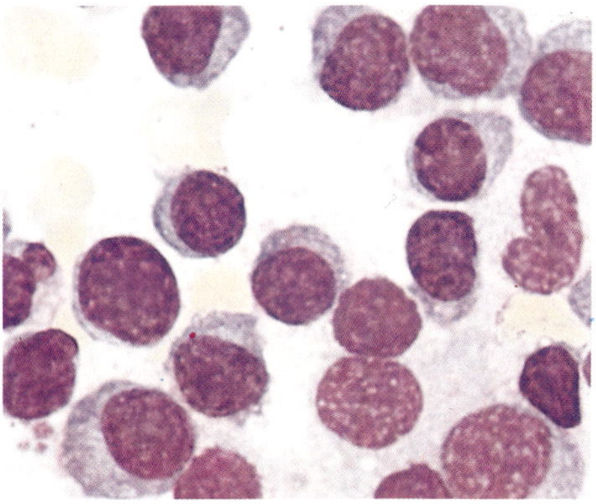
80e

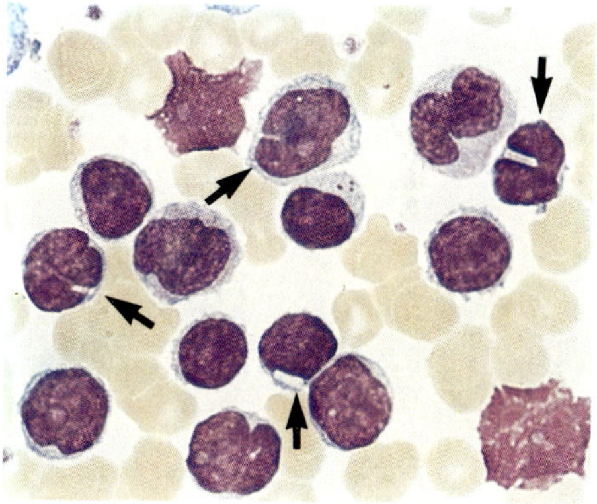
80f

c) lymphoplasmozytoides Immunozytom: Lymphozytenvermehrung mit deutlichen Übergängen in Plasmazellen (Knochenmark)
d) polymorphes Immunozytom (monoklonale IgM-Gammopathie, Leukozytenkonzentrat): leukämische Ausschwemmung blastoider und proplasmozytischer Elemente ins periphere Blut
e) Immunozytom mit deutlicher plasmozytischer Komponente
f) LPI (Leukozytenkonzentrat): Kristalline Eiweißeinschlüsse in Lymphozyten

NB: Die einwandfreie Diagnose eines LPI und seine sichere Abgrenzung von einer CLL kann nur immunhistochemisch erfolgen!

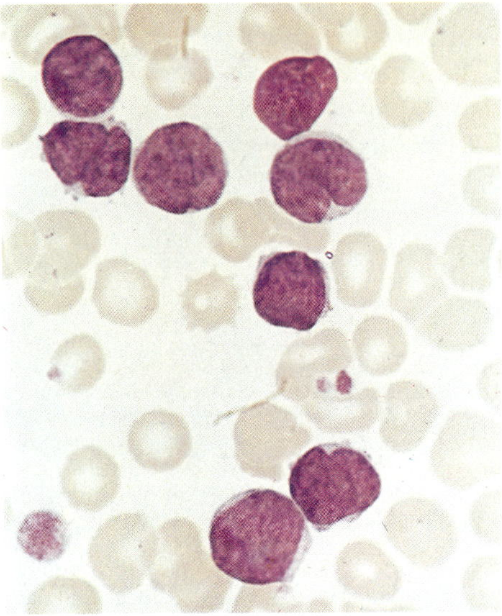

81 a

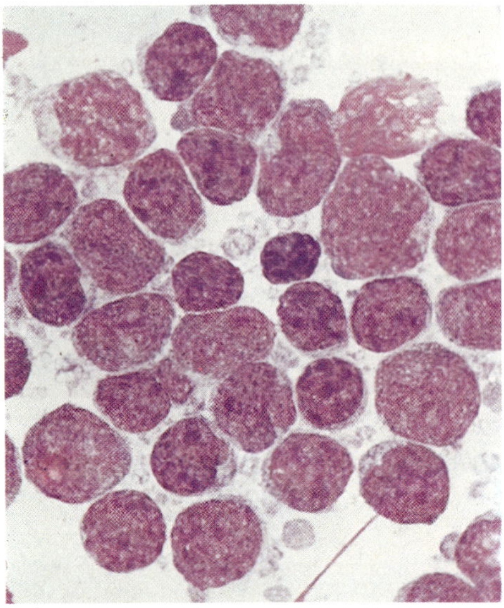

81 b

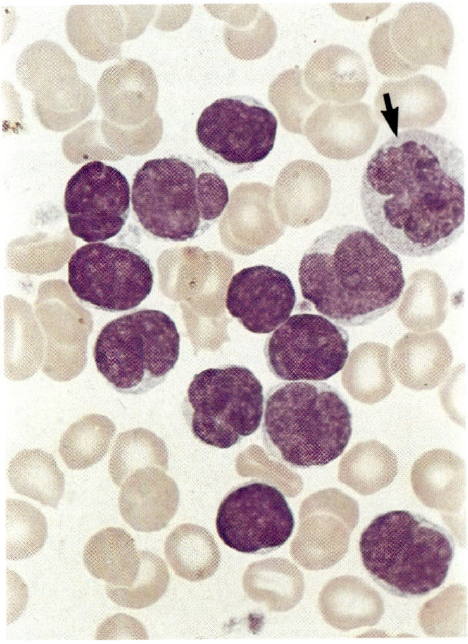

81 c

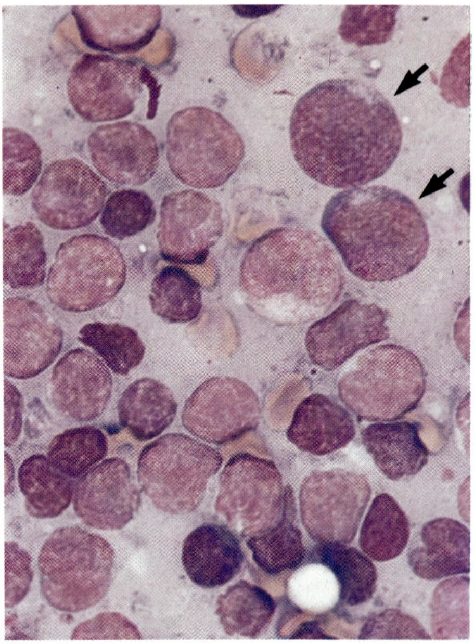

82

Abb. 81. Zentrozytisches NHL

a) typisch gekerbte Zellelemente (cleaved cells) im Leukozytenkonzentrat
b) zentrozytisches NHL im Lymphknotentupfpräparat mit deutlich beginnender Entdifferenzierung
c) Leukozytenkonzentrat: Anaplastisches zentrozytisches NHL (Zellelemente mit erheblicher, morphologisch erkennbarer Malignitätssteigerung). Bei ↗ Monozyt. (Histologisch bestätigt: Prof. Lennert, Kiel)

Abb. 82. Zentroblastisch-zentrozytisches NHL

Typische Lymphknotenzytologie. Bei ↗ Zentroblasten. Gegenüber Abb. 81 ruhigeres Zellbild. (Histologie: Prof. Lennert, Kiel)

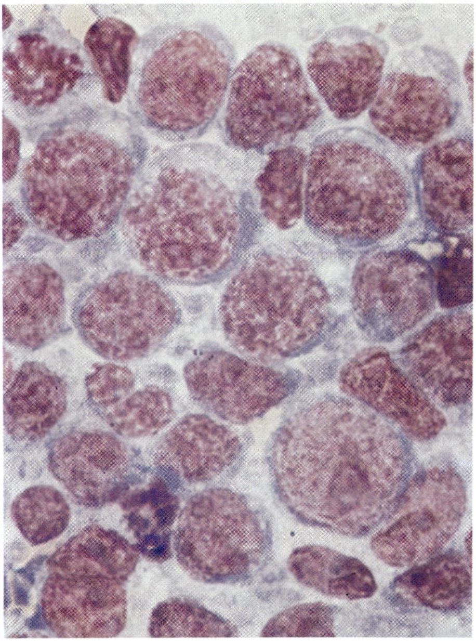

83

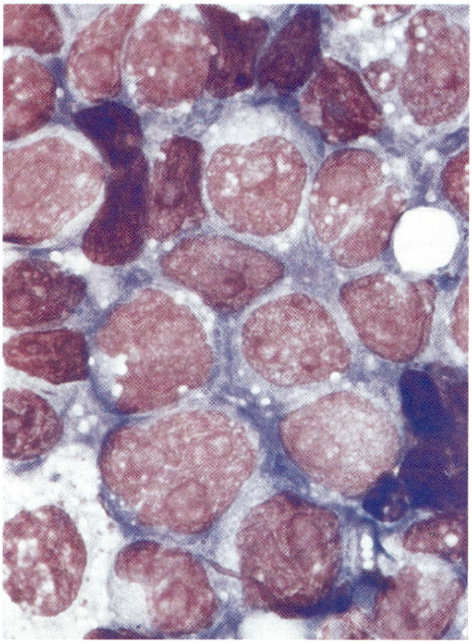

84

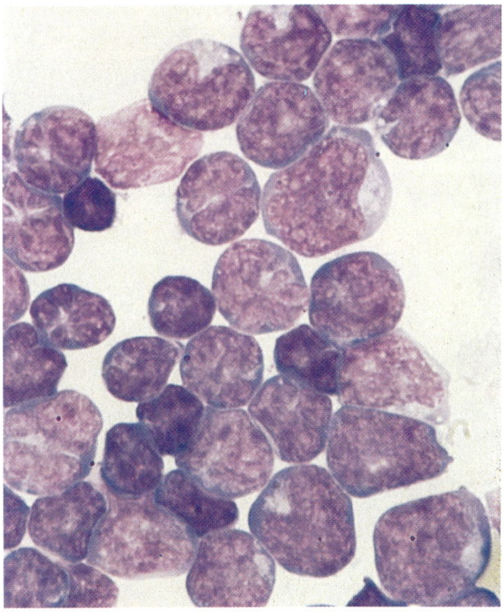

85a

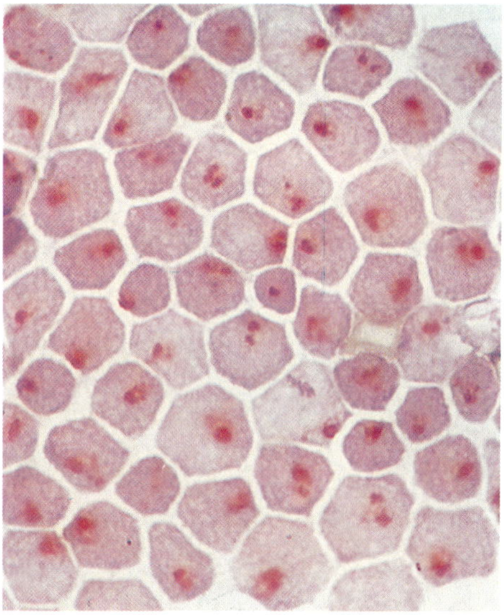

85b

Abb. 83. Zentroblastisches NHL mit eindeutigen Malignitätskriterien (Lymphknotentupfpräparat). (Histologisch bestätigt: Prof. Lennert, Kiel)

Abb. 84. Immunoblastisches NHL. Hochgradig entdifferenzierte Immunoblasten mit z.T. stark vergrößerten Nukleolen (Lymphknotentupfpräparat). (Histologisch bestätigt: Prof. Lennert, Kiel)

Abb. 85. T-lymphoblastisches NHL, früher convoluted type

a) Zentrifugat aus Pleuraexsudat; Pappenheim-Färbung
b) typisch fokale Reaktion auf saure Phosphatase

NB: Lymphoblastische Leukosen s.S. 68, 69.

5.6.3 Hodgkin-Lymphom (Lymphogranulomatose)

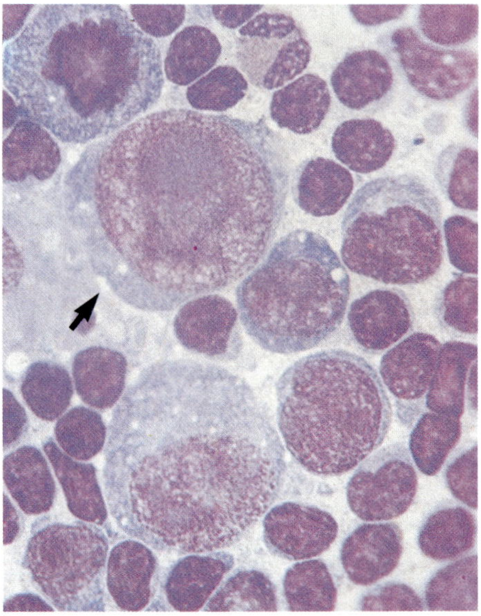

86a

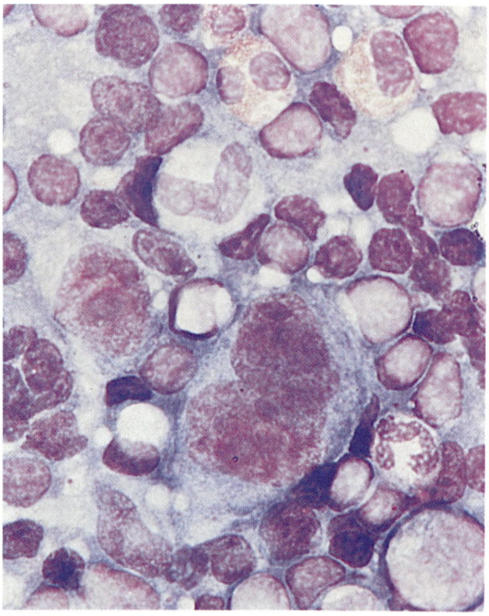

86b

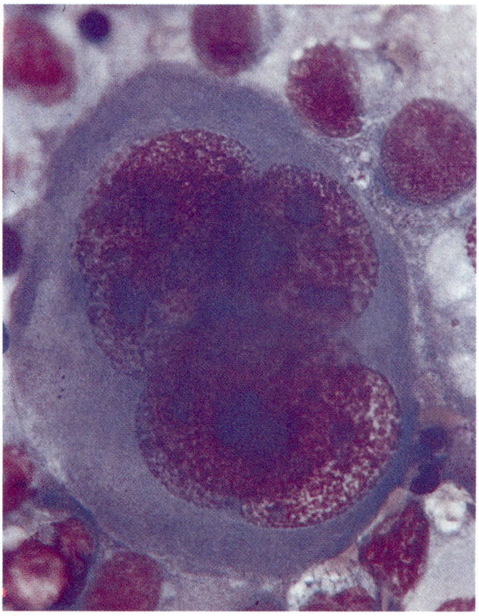

86c

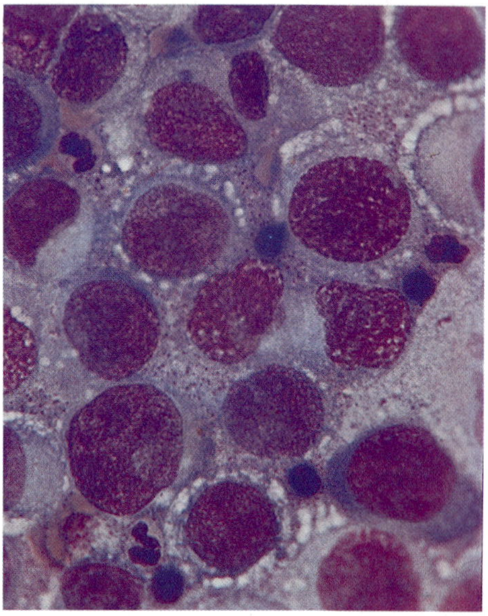

86d

Abb. 86. M. Hodgkin

a) Frühveränderungen im Lymphknotentupfpräparat (bei ↗ junge Hodgkin-Zelle)
b) typisches Lymphknotenzellbild mit Sternberg-Zelle und Eosinophilen (Vergr. 400×)
c) Sternbergsche Riesenzelle
d) sog. Hodgkin-Sarkom mit auffälligen zytomorphologischen Parallelen zum großzelligen anaplastischen (Ki-1+) Lymphom (s. Tab. 11, S. 85)

NB: Ein Nachweis von spezifischen Hodgkin-Elementen im Knochenmark mittels Aspirationszytologie gelingt äußerst selten!

5.6.4 Plasmozytom

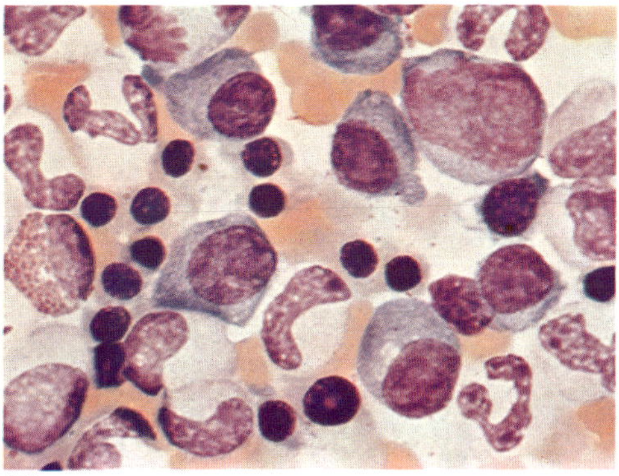

87 a

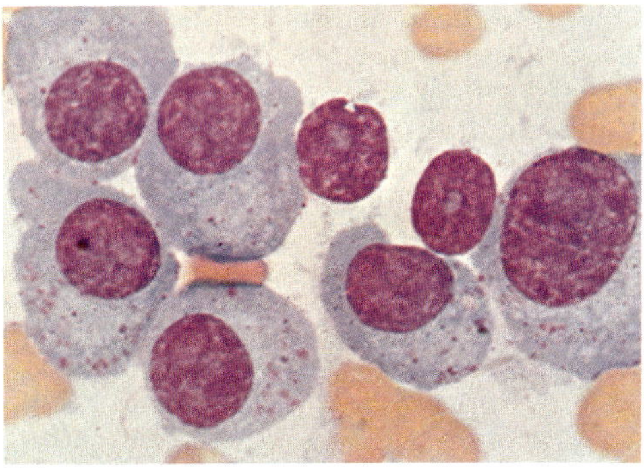

87 b

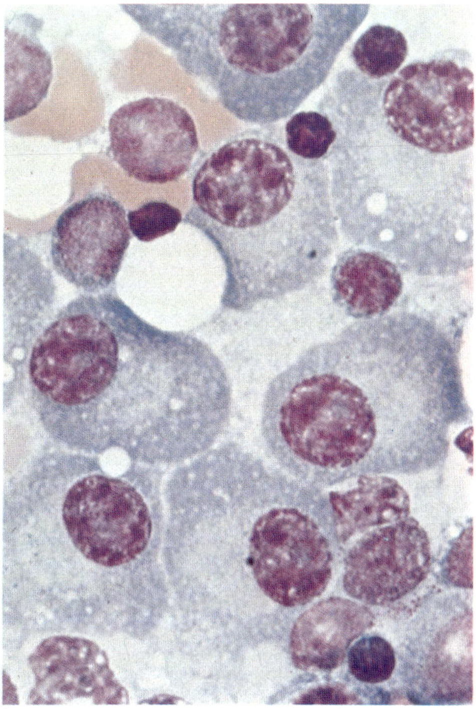

87 c

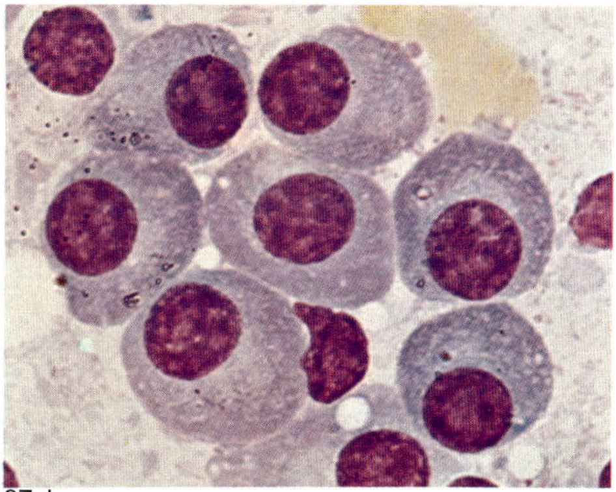

87 d

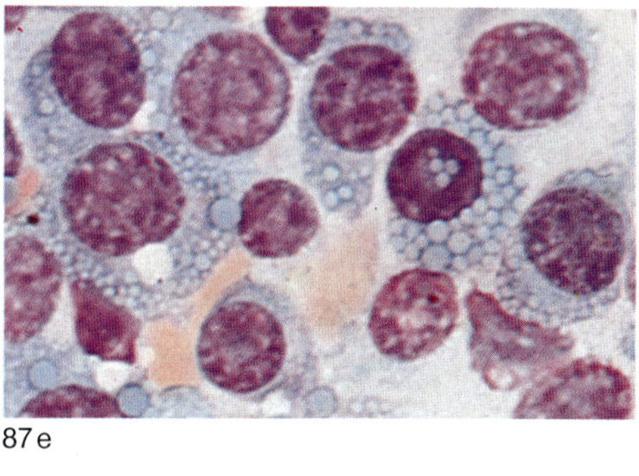

87 e

Abb. 87. Plasmozytom (multiples Myelom, M. Kahler)

a) beginnendes Plasmozytom, immunelektrophoretisch bereits positiv: Diskrete, kaum zu bemerkende Kernveränderungen an den mäßig vermehrten Plasmazellen (durch Verlaufsbeobachtung gesichert)

b) Knochenmarkpunktat: Hochgradig entdifferenzierte Plasmazellen (= Plasmozytomzellen) bei Bence-Jones-Plasmozytom. Zytoplasma azurgranuliert

c) Knochenmarkpunktat: Weitplasmatische Elemente mit großem unreifem Zellkern (Verlust der typischen grobscholligen Chromatinstruktur normaler Plasmazellen). Deutliche Nukleolen. Befund bei IgA-Plasmozytom

d) Knochenmarkpunktat: IgG-Plasmozytom. Entdifferenzierungsgrad geringer als in b) und c).

e) Plasmozytomzellen mit ausgeprägter Russell-Körper-Bildung

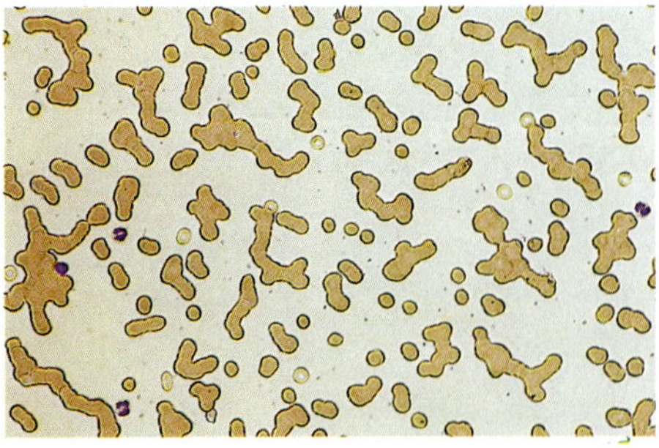
88a

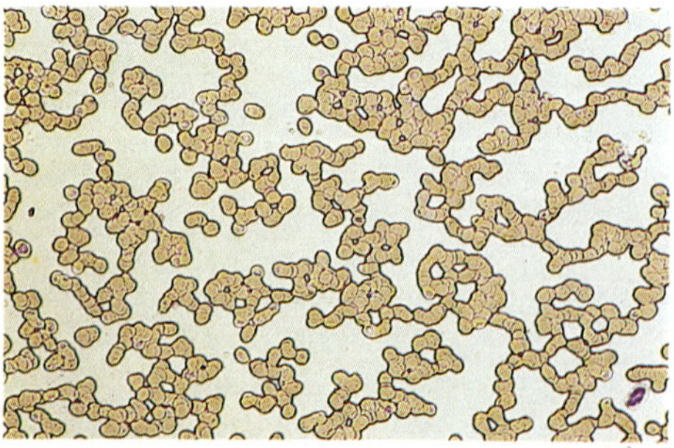
88b

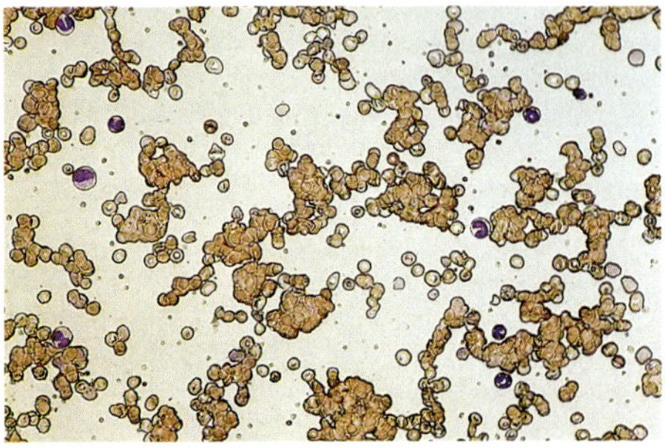
88c

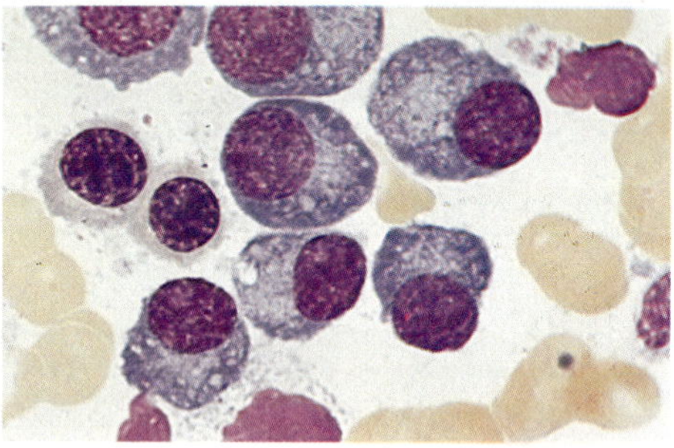
88d

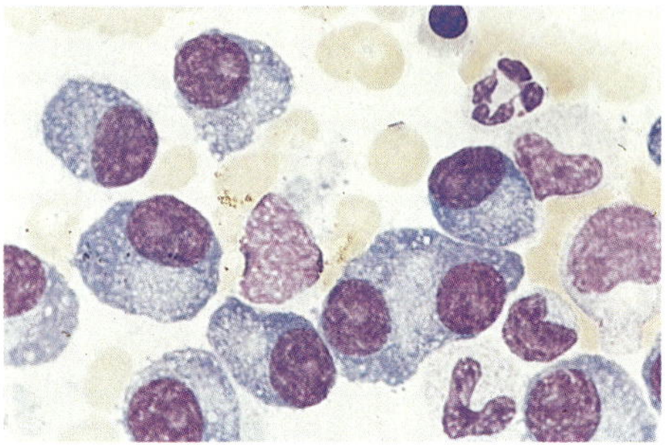
88e

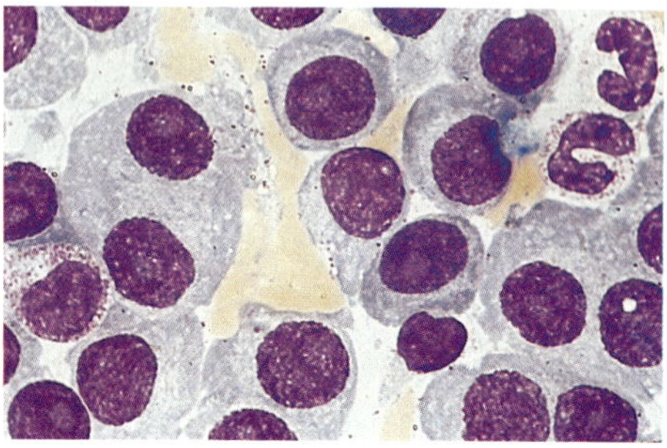
88f

Abb. 88. Plasmozytom

a) typische kurzkettige Erythrozyten-Agglomeration (Pseudoagglutination) bei monoklonaler Gammopathie

b) Erythrozyten-Agglomerate bei hoher BKS infolge Vermehrung von α_2-Globulin und Fibrinogen

c) Erythrozyten-Agglutinate bei Autoimmunhämolyse [b) und c) als Vergleich mit a)]

d) Plasmozytomzellen bei relativ benignem Krankheitsverlauf

e) Plasmozytomzellen von mittlerer Malignität (Nukleolen +)

f) Plasmozytomzellen von hoher Malignität

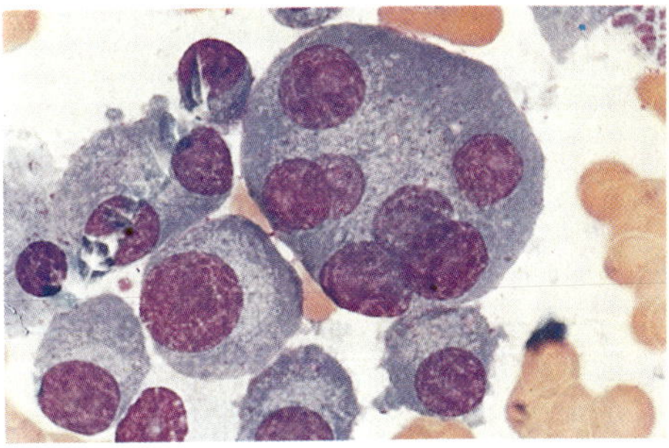

88g

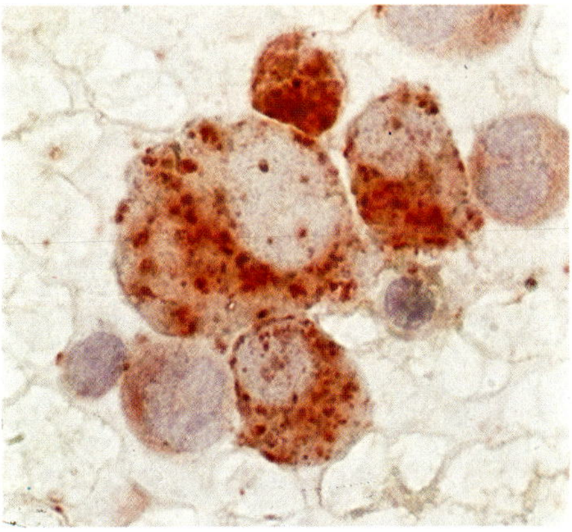

88h

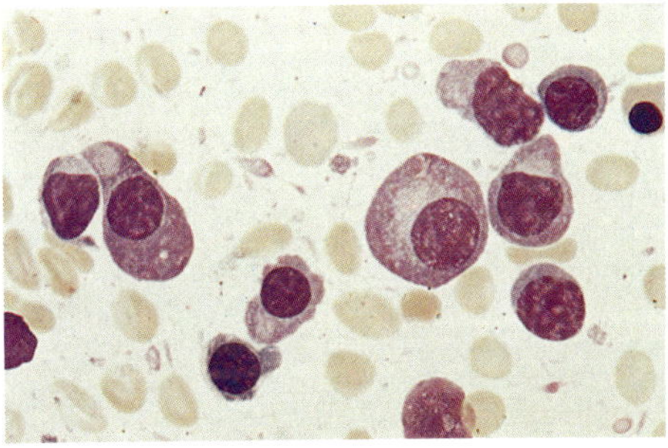

88i

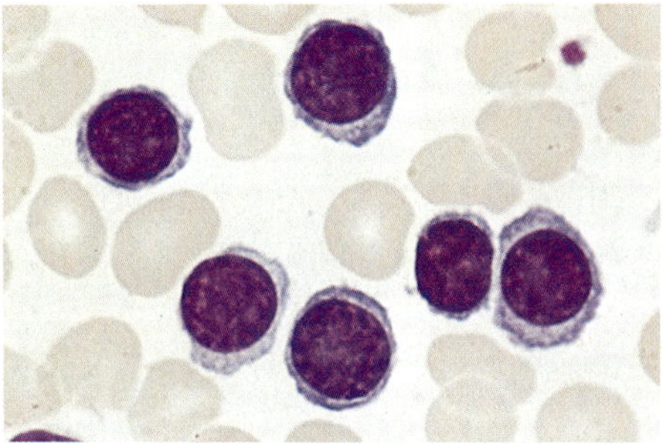

88k

g) mehrkernige Plasmozytomzelle
h) stark positive Reaktion der sauren Phosphatase in Plasmozytomzellen (nicht spezifisch, aber typisch)
i) „flammende" Plasmozytomzellen (meist IgA-Typ)
k) Blutausstrich: Plasmazellen-Leukämie (die für Plasmazellen typische exzentrische Kernposition ist hier zugunsten lymphatischer Zelleigenschaften verlorengegangen)

NB: Zwischen dem immunelektrophoretischen Typ und der Morphologie der Plasmozytomzellen bestehen keine absolut sicheren Korrelationen. Man kann jedoch unabhängig vom morphologischen Bezug folgende absteigende Malignitätsreihe aufstellen: IgD, Bence-Jones, IgA, IgG. Die Morphologie gibt aber häufig gute Hinweise auf die Streckenprognose der Krankheit. IgM-Plasmozytome sind lymphoplasmozytische Immunozytome bzw. Fälle von M. Waldenström oder Raritäten. Benigne monoklonale Gammopathien besitzen kein pathologisches Zellsubstrat; sie können in Plasmozytome übergehen.

6 Anhang

6.1 Karzinomzellen im Knochenmarkpunktat

Der Nachweis von Karzinomzellen im Knochenmarkpunktat bei metastasierenden Neoplasmen gelingt weniger oft, als es der wirklichen Beteiligung des Knochenmarks am Metastasierungsgeschehen entspricht. Trotzdem sollte bei jedem Tumorverdacht und bei allen noch behandlungsfähig erscheinenden Neoplasmen ein Markpunktat vorgenommen werden. Voraussetzung für eine möglichst hohe Ausbeute ist eine optimale Punktions- und Ausstrichtechnik. Als typischer und diagnostisch verwertbarer mikroskopischer Befund hat einzig und allein die nestförmige Gruppierung der Tumorzellen in Markausstrichen zu gelten (s. Abb. 89a). Rückschlüsse auf die Organlokalisation des Primärtumors sind aufgrund zytomorphologischer Eigenschaften der einzelnen Krebszellen nur in seltenen Fällen möglich, zumal jedes neoplastische Zellbild ein anderes Gesicht hat.

In den nachfolgenden Abbildungen 89a–h sind die speziellen Organdiagnosen histologisch gesichert. Hinweise auf leukämoide Blutreaktion bei Knochenmarkkarzinose s. S. 64.

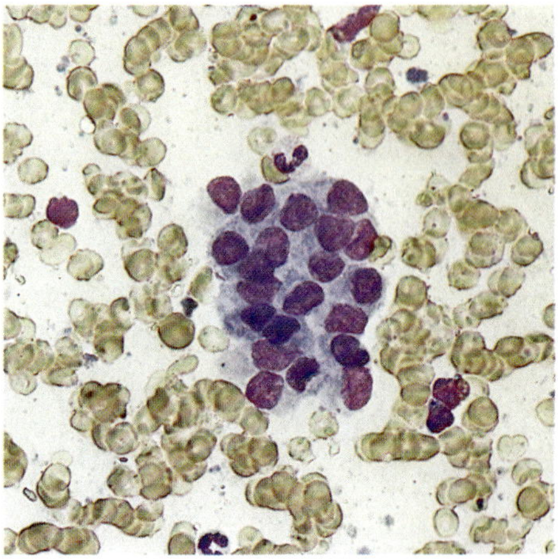

89a

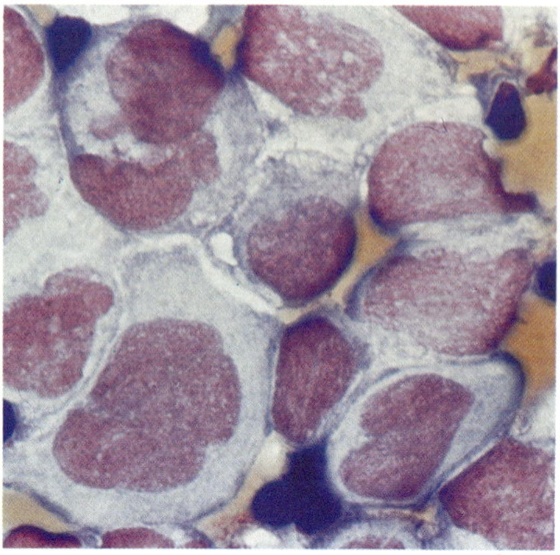

89b

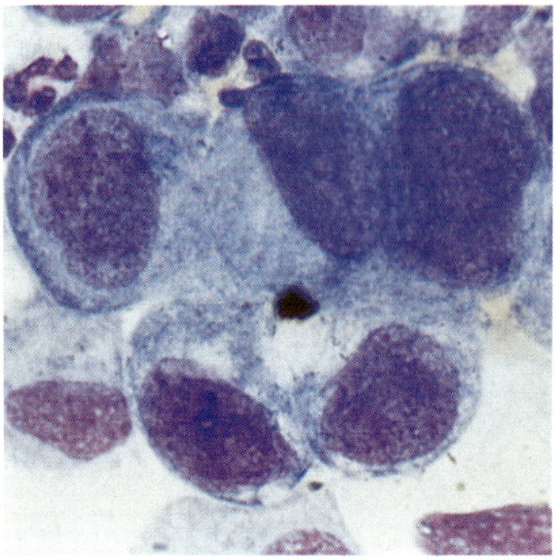

89c

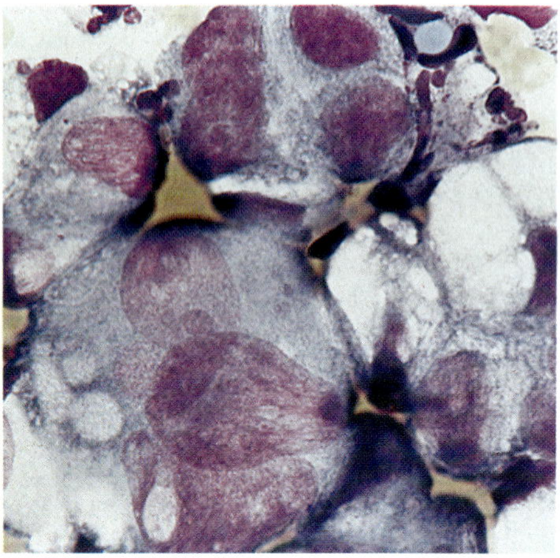

89d

Abb. 89. Karzinomzellen

a) Übersichtsvergrößerung: Typisches Karzinomzellnest
b) Mammakarzinom-Metastase
c) großzelliges Bronchuskarzinom
d) Gallertkarzinom des Intestinaltraktes
e) Melanom-Metastase
f) Ovarialkarzinom-Metastase (Zellen etwas nekrotisch)
g) Hypernephrom-Metastase (Übersicht)
h) Vergrößerung 1200× aus g)

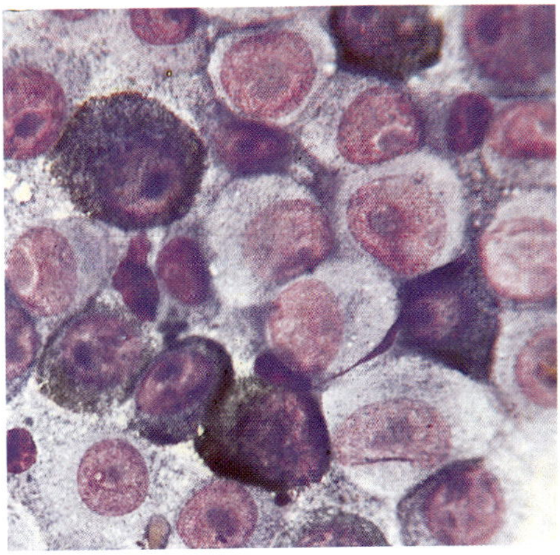

89e

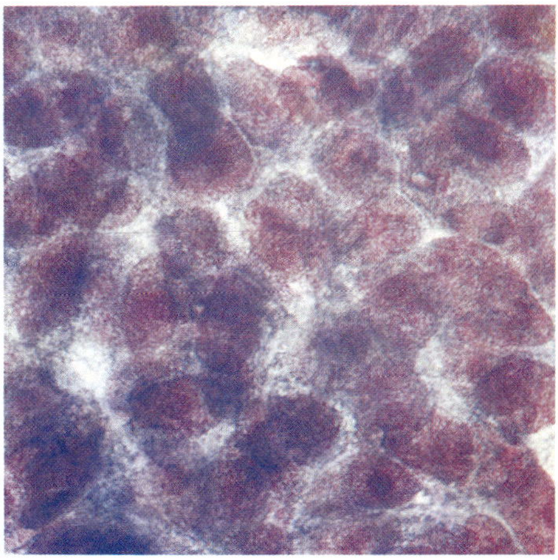

89f

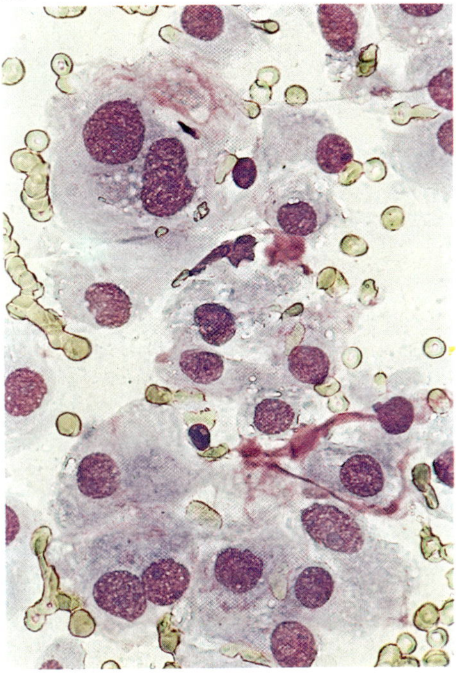

89g

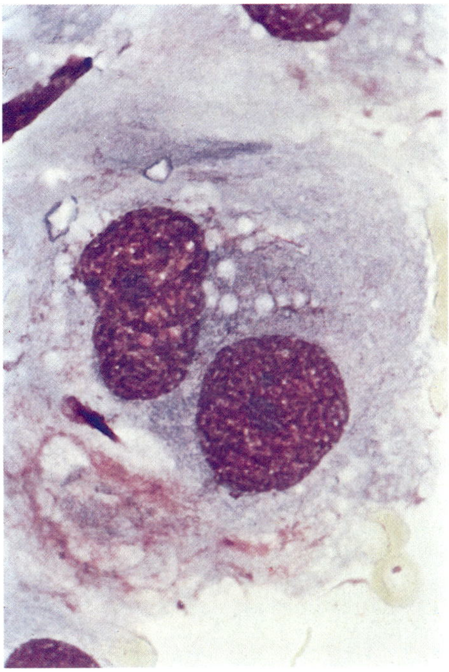

89h

6.2 Mitosephasen im Knochenmarkpunktat

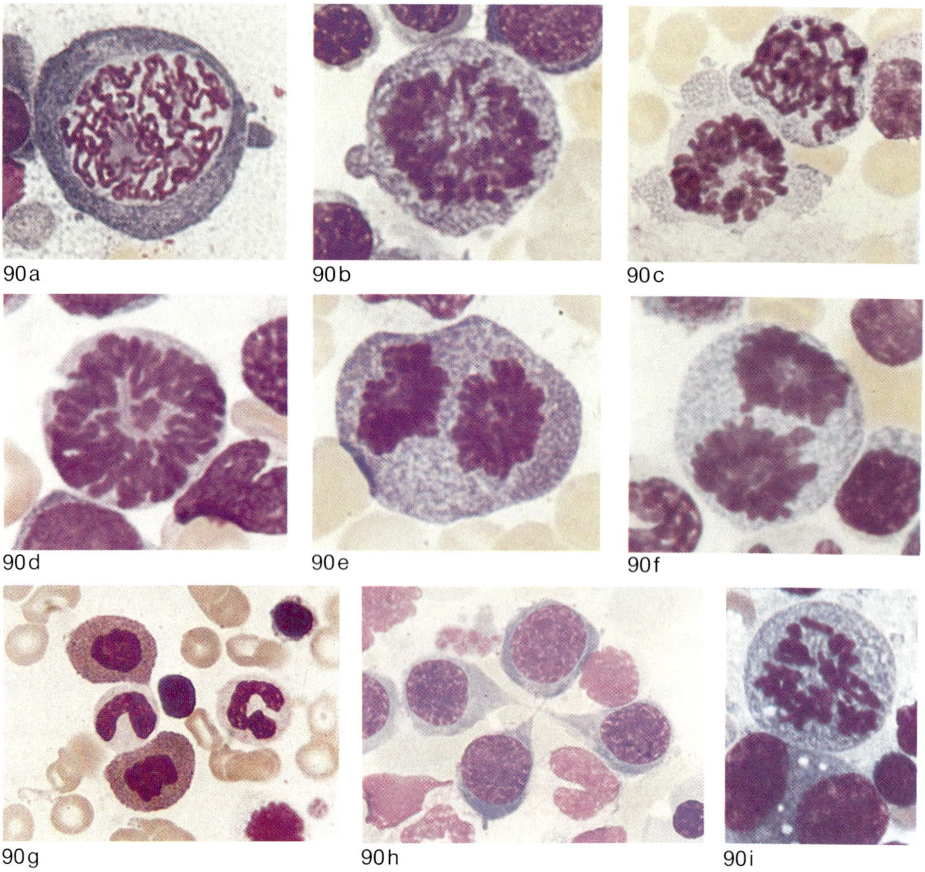

Abb. 90. Mitosephasen im Knochenmarkpunktat

a) Stadium I: Prophase (Megaloblast)
b) Stadium II: späte Metaphase (Proerythroblast)
c) späte und frühe Metaphase in 2 Karzinomzellen
d) Stadium II: späte Metaphase (Myeloblast)
e) Stadium III: Anaphase (Proerythroblast mit zahlreichen mitochondrial bedingten paramitotischen Zytoplasmaporen)
f) Stadium III: Anaphase (Promyelo- oder Promonozyt)
g) Stadium IV: Telophase (eosinophiler Myelozyt); 2 Tochterzellen noch ohne vollständige Rekonstruktion des Zellkerns, dazwischen ein Stabkerniger
h) abgeschlossene Telophase (2×2 Tochterzellen basophiler Normoblasten). Vollständige Rekonstruktion des Zellkerns. Feinfädig gekreuzte Zytoplasmabrücke zwischen den Paaren (Zufallsbefund)
i) multipolare Endomitose in Hodgkin-Zelle als Vorstufe der Entwicklung von Sternberg-Zellen (Lymphknotentupfpräparat)

6.3 Anleitung zur Befunderhebung von Knochenmarkpunktaten

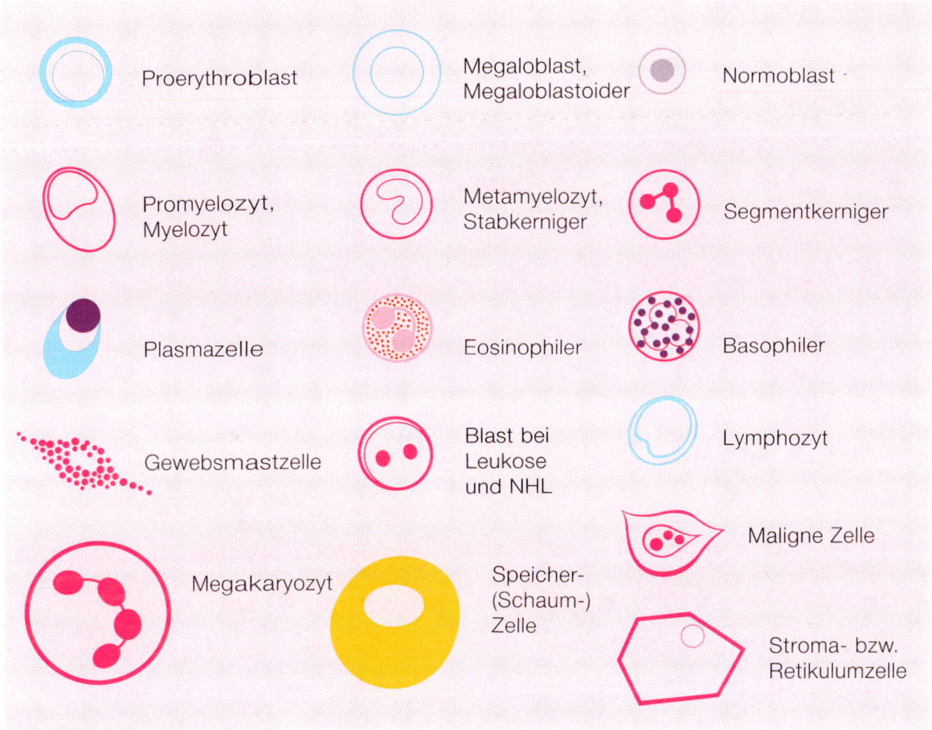

Erklärung der Symbole

6.3.1 Feststellung der Zelldichte

Technische Voraussetzung: Gut ausgestrichene Markbröckel, mikroskopische Vergrößerung: 100× und 400×.

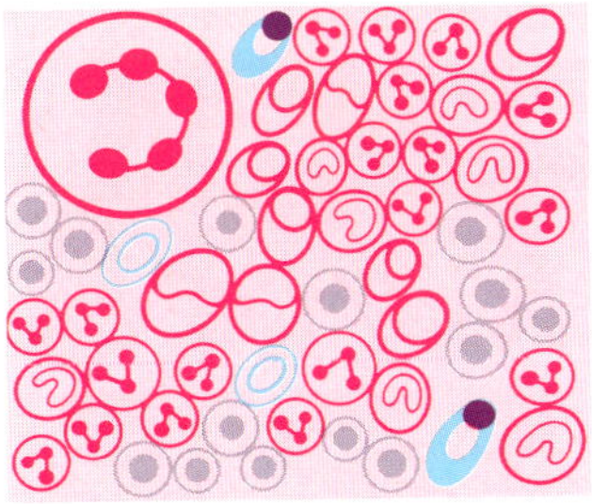

Beispiel 1. Zelldichte normal.

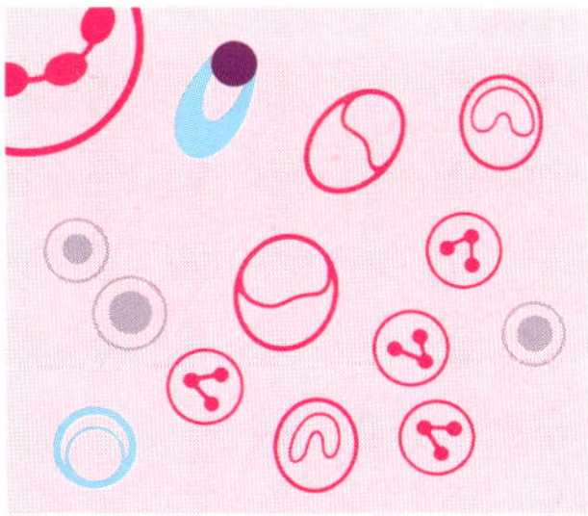

Beispiel 2. Zelldichte vermindert; Fehlerquelle bei Beurteilung der reellen Marksituation (kann technisch bedingt sein: ungünstiges Aspirat, Blutbeimengung).

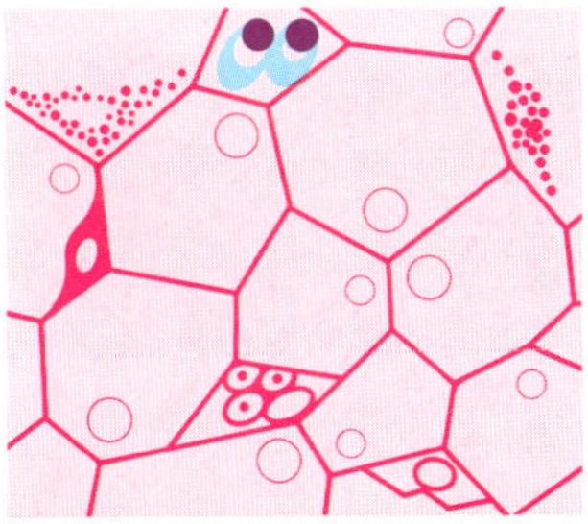

Beispiel 3. Totaler Zellschwund (leeres Mark, vorwiegend aus Stroma-, Fett, Plasma-, Gewebsmastzellen und Retikulumelementen bestehend).

Thrombopoese (ThrP)

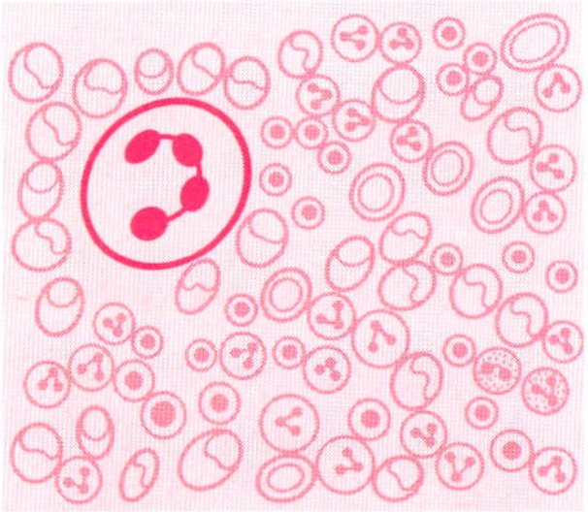

Beispiel 1. Normale ThrP; bei Vergrößerung 100mal in jedem 4. bis 6. Gesichtsfeld ein Megakaryozyt (1–5:1000 Markzellen).

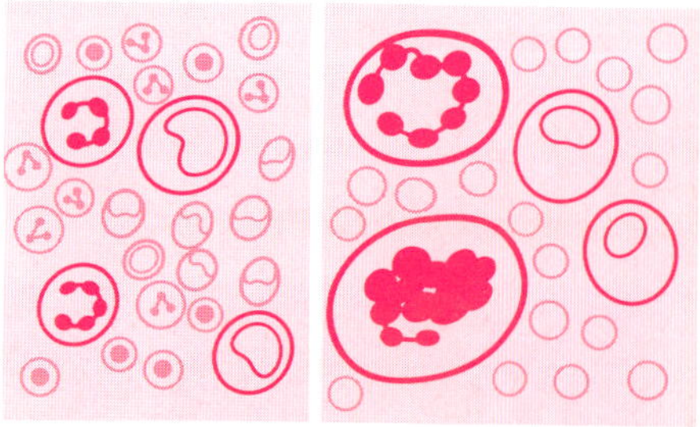

Beispiel 2. *Links:* Gesteigerte ThrP evtl. mit Vermehrung von Promegakaryozyten ohne wesentliche Atypien, charakteristisch für *M. Werlhof. Rechts:* Vermehrung atypischer Megakaryozyten bei *myeloproliferativen Erkrankungen* (Mikrokaryozyten bei Myelodysplasie und *CML*, bizarre Kernformen bei *megakaryozytärer Myelose* und *Myelofibrose*).

Retikulohistiozytäres System (RHS, MMS) und Lymphopoese

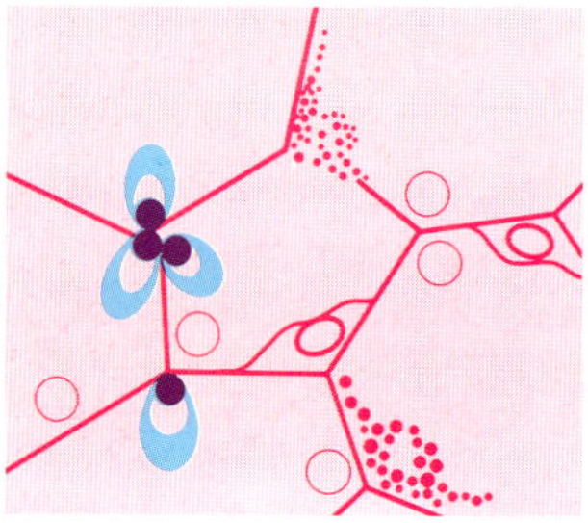

Beispiel 1. Reaktive Vermehrung der Retikulumelemente bei Schwund des blutbildenden Gewebes, typisch für *Panmyelophthise.*

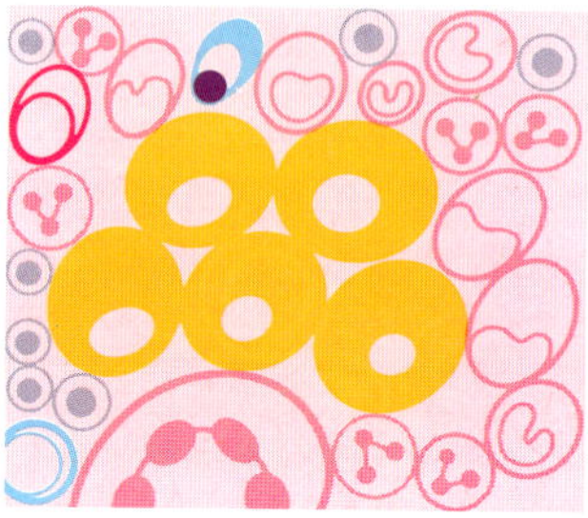

Beispiel 2. Vermehrung lipoidspeichernder Retikulumzellen, typisch für *M. Niemann-Pick, M. Gaucher, M. Christian-Schüller-Hand, Zieve*-Syndrom, toxische Markschädigung.

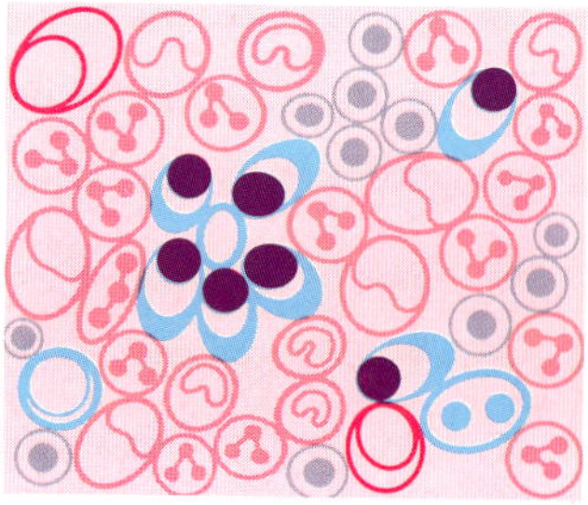

Beispiel 3. Plasmazelluläre Reaktion, typisch für *dysproteinämische* bzw. *entzündliche Erkrankung.*

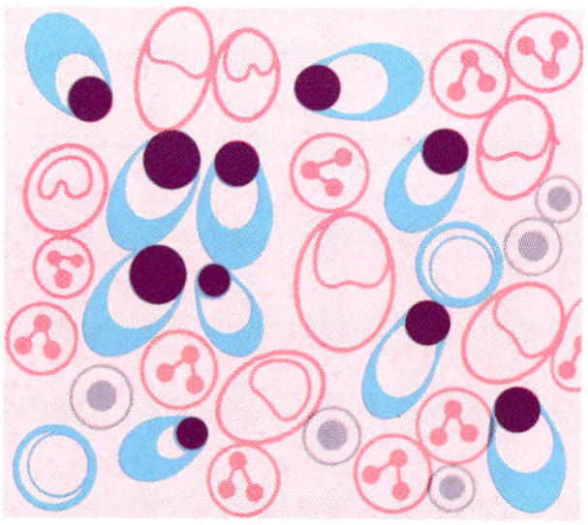

Beispiel 4. Geschwulstförmige Wucherung der Plasmazellen, typisch für *Plasmozytom.*

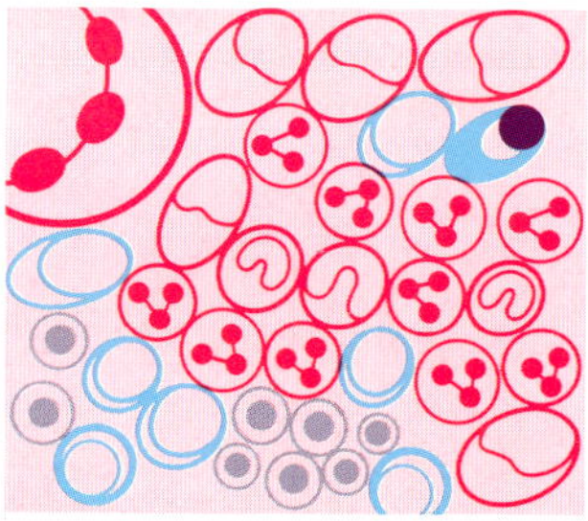

Beispiel 5. Normales Mark mit nur *geringer Einstreuung von Lymphozyten* (aus peripherem Blut oder Lymphknötchen des Markes); diskrete, meist herdförmige *Marklymphozytose,* besonders bei *immunologisch bedingten Erkrankungen oder Markaplasie.*

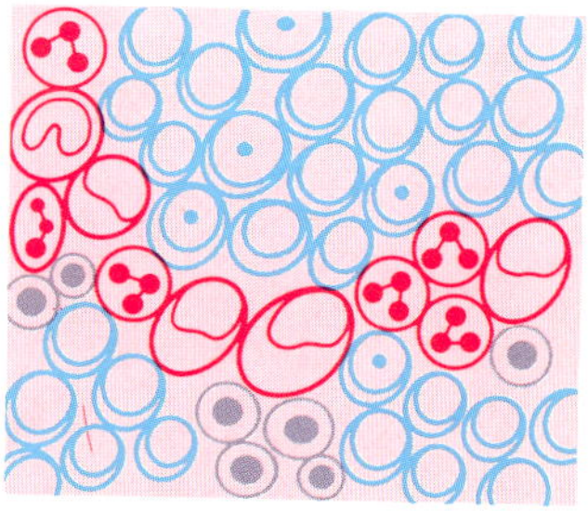

Beispiel 6. Lymphatische Markmetaplasie, vorwiegend aus kleinen Lymphozyten bestehend, die normale Hämopoese sukzessiv verdrängend, typisch für *Markbeteiligung der CLL.*

Neoplasien

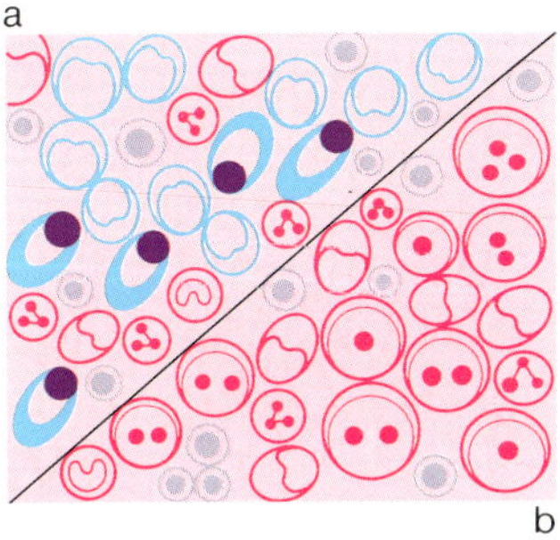

Beispiel 1. Markbeteiligung von Non-Hodgkin-Lymphomen (z. B. Immunozytom a, immunoblastisches Lymphom b).

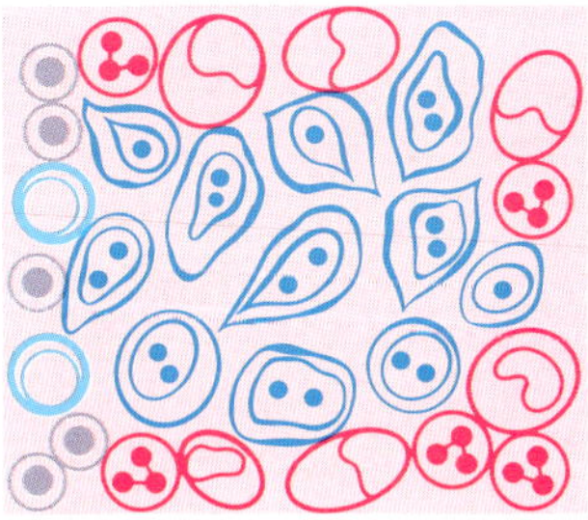

Beispiel 2. Geschwulstförmige Wucherung von Zellelementen bei *Ewing-Sarkom, Haarzellenleukose* oder *maligner Histiozytose.*

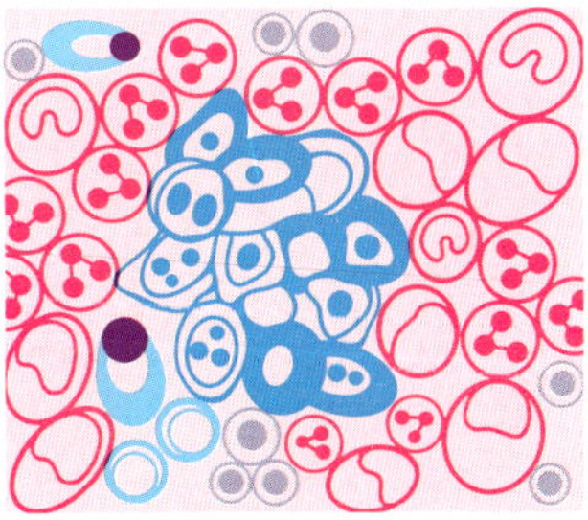

Beispiel 3. *Karzinommetastasen* im Knochenmark (zum Vergleich). Typisch ist die nestförmige Anordnung!

NB: Knochenmarkpunktate aus dem Brustbein oder Beckenkamm sind nicht in allen pathologischen Fällen als repräsentativ für den Zustand des Knochenmarkes anzusehen, da es herdförmige Veränderungen gibt, die sich den morphologischen Nachweismethoden entziehen können. Zusätzliche histologische Markuntersuchung nach Beckenkammtrepanation oder Jamshidi-Punktion ist empfehlenswert.

6.3.3 Zytologie versus Histologie

Vergleichende zyto- und histologische Untersuchungen am eigenen Krankengut ergeben die in nachfolgender Tabelle dargestellten Schwerpunkte für die beiden Untersuchungsmethoden, wobei als Regel gelten sollte, daß in allen Zweifelsfällen einer kombinierten zyto-histologischen Untersuchung und bei trockener Markaspiration der histologischen Diagnostik grundsätzlich der Vorzug zu geben ist.

Vergleich zytologischer und histologischer Untersuchungsergebnisse zur Wertigkeit der Methoden an 300 Fällen (histologische Untersuchungen: Prof. Lennert, Kiel; Prof. Burkhardt, München).

Tab. 13

Diagnose	Zytologie	Histologie
Anämien (generell)	+++	selten
aplastische Anämie	+	++
Panmyelopathie	+	++
Myelodysplasie	++	(+)/+ (F?)*
akute Leukose	+++	selten (F?)
CML	+	+
Polycythaemia vera	+	++
megakaryozytäre Myelose, Myelofibrose	+/∅	+++
NHL: CLL	+	+
HCL	(+)	++
übrige Formen	+/++	++
Plasmozytom	+++	+ (F)
M. Hodgkin	∅/(+)	+
Karzinommetastasen	+	++
Zytochemie: Fe	+	+
übrige Reaktionen	+++	selten

* F = Fehlerquelle

Herstellung von Lymphknotentupfpräparaten

Zur kombinierten histo-zytologischen Untersuchung wird der frisch exstirpierte Lymphknoten folgendermaßen bearbeitet:

- ▷ Sofortiges Verbringen des entnommenen Lymphknotens in ein *zusatzfreies* Gefäß.
- ▷ Zwei Drittel des Operationsmaterials werden mittels Skalpell zur histologischen Untersuchung abgetrennt und sofort in 37%igem Formalin fixiert oder in ein spezielles Fixiermedium verbracht.
- ▷ Das verbliebene Drittel des nativen Lymphknotens wird vorsichtig mit einer chirurgischen Pinzette gefaßt, frische Schnittfläche nach unten. *(Cave: Gewebsquetschung bei spärlichem Material!)*
- ▷ Die frische Schnittfläche wird auf mindestens sechs Objektträgern unter sanftem Druck ausgetupft, pro Objektträger etwa 5- bis 6mal.
- ▷ Lufttrocknung der Tupfpräparate für ca. 2 Stunden.
- ▷ Danach Probefärbung zunächst nur eines Präparates panoptisch nach Pappenheim. Mikroskopische Kontrolle.
- ▷ Je nach Ausfall der Färbung werden weitere Präparate gefärbt.

Liste gebräuchlicher monoklonaler Antikörper in der hämatologischen Diagnostik

Tab. 14 Klassifikation der monoklonalen Antikörper (nach Knapp)

CD* Nummer	Auswahl an monoklonalen Antikörpern	hauptsächliche Reaktivität
CD 1a	NA1/34, T6, VIT6, Leu6	Thy, DC, B-Subset
CD 1b	WM-25, 4A76, NUT2	Thy, DC, B-Subset
CD 1c	L161, M241, 7C6, PHM3	Thy, DC, B-Subset
CD 2	9.6, T11, 35.1	T
CD 2R	T11.3, VIT13, D66	akt. T
CD 3	T3, UCHT1, 38.1, Leu4	T
CD 4	T4, Leu3a, 91.D6	T-Subset
CD 5	T1, UCHT2, T101, HH9, AMG4	T, B-Subset
CD 6	T12, T411	T, B-Subset
CD 7	3A1, 4A, CL1.3, G3–7	T
CD 8	α-Kette: T8, Leu2a, M236, UCHT4, T811 β-Kette: T8/2T8–5H7	T-Subset
CD 9	CLB-thromb/8, PHN200, FMC56	Prä-B, M, Plt
CD 10	J5, VILA1, BA-3	lymphat. Vorläufer, cALL Keimzentrum B, G
CD 11a	MHM24, 2F12, CRIS-3	Leukozyten
CD 11b	Mo1, 5A4.C5, LPM19C	M, G, NK
CD 11c	B-Ly6, L29, BL-4H4	M, G, NK, B-Subset
CD w12	M67	M, G, Plt
CD 13	MY7, MCS-2, TÜK 1, MOU28	M, G
CD 14	Mo2, UCHM1, VIM13, MoP15	M, (G), LHC
CD 15	My 1, VIM-D5	G, (M)
CD 16	BW209/2, HUNK2, VEP13, 3G8	NK, (G), Makrophagen
CD w17	GO35, Huly-m13	G, M, Plt
CD 18	MHM23, M232, 11H6, CLB54	Leukozyten
CD 19	B4, H37	B
CD 20	B1, 1F5	B
CD 21	B2, HB5	B-Subset
CD 22	HD39, S-HCL1, To15	zytoplasmatisch B Oberfläche-B-Subset
CD 23	Blast-2, MHM6	B-Subset, akt. M, Eo
CD 24	VIBE3, BA-1	B, G
CD 25	TAC, 7G7/B6, 2A3	akt. T, B, M
CD 26	134-2C2, TS145	akt. T
CD 27	VIT14, S152, OKT18A, CLB-9F4	T-Subset
CD 28	9.3, KOLT2	T-Subset
CD 29	K20, A-1A5	Breit
CD 30	Ki-1, Ber-H2, HSR4	akt. T, B, Sternberg-Reed
CD 31	SG134, TM3, HEC-75, ES12F11	Plt, M, G, B, (T)
CD w32	CIKM5, 41H16, IV.3, 2E1, KB61	M, G, B, Plt
CD 33	My9, H153, L4F3	M, Vorläufer, AML
CD 34	My10, BI-3C5, ICH-3	Vorläuferzellen
CD 35	TO5, CB04, J3D3	G, M, B
CD 36	5F1, CIMeg1, ESIVC7	M, Plt, (B)
CD 37	HD28, HH1, G28-1	B, (T, M)
CD 38	HB7, T16	lymphat. Vorläufer DC, akt. T

* CD = Leukozyten-Differenzierungscluster

CD* Nummer	Auswahl an monoklonalen Antikörpern	hauptsächliche Reaktivität
CD 39	AC2, G28-2	B-Subset, (M)
CD 40	G28-5	B, Karzinomzellen
CD 41	PBM6.4, CLB-thromb/7, PL273	Plt
CD 42a	FMC25, BL-H6, GR-P	Plt
CD 42b	PHN89, AN51, GN287	Plt
CD 43	OTH71C5, G19-1, MEM59	T, G, M, Gehirn
CD 44	GRHL1, F10-44-2, 33-3B3, BRIC35	T, G, M, Gehirn, Ery
CD 45	T29/33, BMAC1, AB187	Leukozyten
CD 45RA	G1-15, F8-11-13, 73.5	T-Subset, B, G, M
CD 45RB	PTD/26/16	T-Subset, B, G, M
CD 45RO	UCHL1	T-Subset, B, G, M
CD 46	HULYM5, 122-2, J4B	Leukozyten
CD 47	BRIC126, CIKM1, BRIC125	Breit
CD 48	WM68, LO-MN25, J4-57	Leukozyten
CD w49b	CLB-thromb/4, Gi14	Plt, T-Zellen in Kultur
CD w49d	B5G10, HP2/1, HP1/3	M, T, B, (LHC), Thy
CD w49f	GoH3	Plt, (T)
CD w50	101-1D2, 140-11	Leukozyten
CD 51	13C2, 23C6, NKI-M7, NKI-M9	(Plt) (B)
CD w52	097, YTH66.9, Campath-1	Leukozyten
CD 53	MEM-53, HI29, HI36, HD77	Leukozyten
CD 54	RR7/7F7, WEHI-CAMI	Breit, aktivierte Zellen
CD 55	143-30, BRIC 110, BRIC 128, F2B-7.2	Breit
CD 56	Leu19, NKH1, FP2-11.14, L185	NK, akt. Lymphozyten
CD 57	Leu7, L183, L186	NK, T, B-Subset, Gehirn
CD 58	TS2/9, G26, BRIC5	Leukozyten, Epithel
CD 59	YTH53.1, MEM-43	Breit
CD w60	M-T32, M-T21, M-T41, UM4D4	T-Subset
CD 61	Y2/51, CLB-thromb/1, VI-PL-2, BL-E6	Plt
CD 62	CLB-thromb/6, CLB-thromb/5, RUU-SP1.18.1	akt. Plt
CD 63	RUU-SP2.28, CLB-gran/12	akt. Plt, M, (G, T, B)
CD 64	Mab32.2, Mab22	M
CD w65	VIM2, HE10, CF4, VIM8	G, M
CD 66	CLBgran/10, YTH71.3	G
CD 67	B13.9, G10F5, JML-H16	G
CD 68	EBM11, Y2/131, Y-1/82A, Ki-M7, Ki-M6	Makrophagen
CD 69	MLR-3, L78, BL-Ac/p26, FN50	akt. B, T
CD w70	Ki-24, HNE 51, HNC 142	akt. B, akt. T, Sternberg Reed
CD 71	138-18, 120-2A3, MEM-75, VIP-1, Nu-Tfr2	proliferierende Zellen Makrophagen
CD 72	S-HCL2, J3-109, BU-40, BU-41	B
CD 73	1E9.28.1, 7G2.2.11, AD2	B-Subset, T-Subset
CD 74	LN2, BU-43, BU-45	B, M
CD w75	LN1, HH2, EBU-141	reife B, (T-Subset)
CD 76	HD66, CRIS-4	reife B, T-Subset
CD 77	38.13(BLA), 424/4A11, 424/3D9	differenzierte B
CD w78	AntiBa, LO-panB-a, 1588	B, (M)

* CD = Leukozyten-Differenzierungscluster

Abkürzungen: Thy = Thymozyten, DC = dendritische Retikulumzellen, B = B-Lympho, T = T-Lympho, M = Monozyten, G = Granulozyten, Plt = Thrombozyten, NK = NK-Zellen

6.4 Indikationen zur Anwendung zytochemischer Verfahren

Peroxidase (POX)

- Sichere Identifizierung normaler Elemente der Granulopoese (Ausnahme: normale Myeloblasten Typ I); Monozyten (+), lymphatische Zellen stets ∅!
- Typisierung der AML, auch der AMML, besonders gute Markierung von Auerstäbchen. Verbindliche Basisreaktion zur Differentialdiagnose (DD) gegenüber der ALL.
- Exakte Abschätzung des Anteils der Granulopoese in der Remissionsphase akuter Leukosen.

Unspezifische Esterase (Est.)

- Sichere Identifizierung der Monozyten, ggf. ihrer Vorstufen (auch monozytogene Makrophagen reagieren positiv!).
- Typisierung der AMOL, auch der AMML.
- Saure Esterase: Typisierung von T-Lymphozyten.

Alkalische Leukozytenphosphatase (ALP)

Sinnvoll bei:
- Granulozytosen,
- chronisch-myeloischer Leukose,
- Myelofibrose-Syndrom,
- Polycythaemia vera (speziell DD gegen symptomatische Polyglobulie),
- Haarzellenleukose (stark positiver Nachweis in Granulozyten!), und
- als Aktivitätsparameter bei M. Hodgkin, evtl. auch bei Non-Hodgkin-Lymphomen.

PAS-Reaktion

- Gute Markierung der reifen Granulozyten und der Basophilen.
- Kennzeichnung verschiedener Aktivitätsphasen von Megakaryozyten; Thrombozyten reagieren ebenfalls positiv.
- Glykogendarstellung in Lymphozyten (bei CLL als Proliferationsparameter zu bewerten).
- Granulär-schollig positive Reaktion bei bestimmten Formen der ALL (speziell c-ALL), im lymphoiden Blastenschub der CML, granulär-positiv in jugendlichen Erythroblasten bei M. di Guglielmo, gelegentlich in Monoblasten bei AMOL, manchmal diffuse Reaktion in Normoblasten bei M. di Guglielmo und in Russell-Körpern der Plasmazellen.

Eisenreaktion (Fe-Nachweis)

- Feststellung des Speichereisens im Knochenmark.
- Nachweis von physiologischen und pathologischen Sideroblasten sowie von Siderozyten.
- Erkennung atypischer bzw. pathologischer Fe-Speicherung.

Saure Phosphatase (sP)

- Erkennung bestimmter Formen der ALL bzw. von NHL (T-ALL; T-lymphoblastisches Lymphom).
- Charakterisierung von Lymphozy-

ten (granuläres oder punktförmiges Reaktionsprodukt).
- Diagnostische Hilfe bei Haarzellenleukose, evtl. auch bei Prolymphozytenleukose (Tartratresistenz der sP; kein absolut sicheres Verhalten!).
- Starke Reaktion in Plasmazellen, besonders stark in Plasmozytomzellen.

DAP IV (Dipeptidylpeptidase)

Einzige hämatologische Indikation: Nachweis von T-Lymphozyten (sehr spezifisch, jedoch bei T-ALL nur in 40% der Fälle positiv).

Toluidinblau

Einzige hämatologische Indikation: Isolierte Darstellung der spezifischen Granulation von Blut- und Gewebsbasophilen.

6.5 Rezepte für verschiedene Spezialfärbungen

6.5.1 Alkalische Leukozytenphosphatase (Methode *Kaplow/Merker)*

Technik:
▷ Lufttrockene Blutausstriche (nicht älter als 3 Tage) werden 30 sec bei +4°C in einem Gemisch von 90 Teilen Methanol (100%ig) und 10 Teilen Formalin (37%ig) fixiert.
▷ Spülen in fließendem Wasser, lufttrocknen.
▷ Inkubation 1 h bei +4–5°C (Kühlschrank) in folgender Substratmischung, die jeweils frisch angesetzt wird (pH 9,4):
70 ccm 2%iges Veronalnatrium
35 mg Natriumalphanaphthylphosphat
70 mg Variaminblausalz B conc.
Es empfiehlt sich die Filtration des im Puffer vorgelösten Diazoniumsalzes vor dem Zusammengeben mit dem gelösten Substrat.
▷ Spülen in fließendem Wasser, lufttrocknen.
▷ Kernfärbung mit Mayers Hämalaun (Merck) 3–5 min.
▷ Abspülen, lufttrocknen.

Reaktionsprodukt: gelb-braun-schwarz.

Auszählung:
Die Auszählung erfolgt in der Zählzone des Ausstriches. 100 neutrophile (oder ein Vielfaches) Stab- und Segmentkernige werden aufeinanderfolgend gezählt und nach der Stärke ihrer Reaktion dem 0–4-System zugeordnet (oder auch 0–5). Die Summe der in die einzelnen Klassen eingeordneten Zellen multipliziert mit ihrem Klassenfaktor ergibt die Aktivitätszahl oder den Index des Ausstriches. Weitere Hinweise s. S. 44, 76.
Normalbereich: ALP-Index 10–100, Maximum: 400 (oder 500)

Reagenzien:
Barbital-Natrium à 100 g
Natriumnaphthyl-(1)-phosphat à 5 g
Variaminblausalz B conc. (Diazoniumsalz)

Herstellung der Substratmischung:
a) 70 mg Variaminblausalz + 50 ml 2%ige Barbitallösung.

b) 35 mg Natriumnaphthyl-(1)-phosphat + 20 ml 2%ige Barbitallösung.

Lösungen a) + b) nacheinander in Färbeküvette filtrieren (Faltan-Filter Nr. 595 ½ 15 ∅), zugedeckt im Eisschrank halten.

6.5.2 Peroxidase-Reaktion (POX-Reaktion nach *Schäfer* und *Fischer,* ohne Benzidin)

▷ 24 h alte Präparate verwenden.
▷ 30 sec fixieren der luftgetrockneten Präparate in filtriertem 10%igem Formolalkohol.
▷ Kurz abspülen mit Leitungswasser.
▷ Färbelösung: 10 mg 3-Amino-9-Äthylcarbazol in 6 ml Dimethylsulfoxid lösen und mit 50 ml 0,1 mol Michaelispuffer pH 7,4 und mit 0,5 ml 0,3% H_2O_2 gut durchmischen, Aqua dest. ad 100 ml.
▷ Präparate 15 min in der wie oben hergestellten Färbelösung inkubieren.
▷ In Leitungswasser spülen.
▷ 10 min Gegenfärbung mit Mayers Hämalaun.

Reaktionsprodukt: rot-braun; in Eosinophilen gelb-braun.

NB: Sehr empfindliche Färbung gegenüber Immersionsöl und dessen Entfernung mit Xylol. Präparate sollten eingedeckt werden!

6.5.3 Peroxidase-Reaktion (Benzidinersatz, einfache Methode)

▷ Formalin-Äthanolfixation
1 Teil Formalin
9 Teile Äthanol 96%
Sofort nach Lufttrocknen Ausstriche 30 sec fixieren, mit Leitungswasser gründlich spülen, lufttrocknen.
▷ Färbung 25 min mit Reaktionslösung.
Reaktionslösung: 25 mg o-Tolidin in 6 ml Äthanol 96% lösen, 4 ml dest. Wasser zusetzen und 0,02 ml (= 20 µl) Wasserstoffperoxidlösung 3% zusetzen. Nach Färbung mit Leitungswasser abspülen, lufttrocknen.
▷ Gegenfärben: 5–10 min mit Mayers Hämalaun, mit Leitungswasser gründlich abspülen, lufttrocknen.

Reaktionsprodukt: hellgelb.

Reagenzien:
o-Tolidin
Perhydrol 30% – für Färbung 1:10 verdünnen
Formaldehyd 35–40%
Mayers Hämalaun

6.5.4 PAS-Reaktion (nach *Hotchkiss* und *McManus;* eig. Modifikation)

▷ Fixieren 5 min in 10%igem Formalin (Knochenmarkausstriche), danach 30 sec mit Äther entfetten.
▷ Präparat kurz in Leitungswasser stellen.
▷ 10 min Oxidation in 0,5%iger wäßriger Perjodsäure-Lsg. (frisch bereitet); unter Lichtabschluß!
▷ Gründliches Waschen in Aq. dest.
▷ 20–30 min eintauchen in Schiff-Reagenz (möglichst frisch bereitet); unter Lichtabschluß aufbewahren!
▷ 10–15 min in fließendem Leitungswasser spülen.

▷ 1–2 min gegenfärben mit Mayers Hämalaun.
▷ 10 min unter fließendem Leitungswasser bläuen.
▷ Trocknen lassen.

NB: Die Reaktion gelingt am besten an nicht ganz frischen Präparaten!
Reaktionsprodukt: karmesinrot.

Reagenzien:
Methanol z. A.
Perjodsäure krist. z. A. Fa. Merck Nr. 524
(0,5 g ad 100 ml Aq. dest.)
Schiff-Reagenz nach Graumann
Pararosanilin
Natronlauge
Kaliummetabisulfit
Mayers Hämalaun

Herstellung von Schiff-Reagenz:
▷ 0,5 g Pararosanilin in 15 ml 1 N HCl durch Schütteln lösen,
▷ 0,5 g Kaliummetabisulfit in 85 ml Aq. bidest. lösen,
▷ zusammengießen und 24 h bei Zimmertemperatur im Dunkeln stehenlassen. Dann mit 300 mg Aktivkohle schütteln und abfiltrieren.

6.5.5 Zytochemischer Eisennachweis (Berliner-Blau-Reaktion; eig. Modifikation)

▷ Herstellung technisch einwandfreier Markausstriche und Bröckelquetschpräparate, die lufttrocknen müssen.
▷ Fixierung 5 min in Methylalkohol; Lufttrocknung (auch jahrealte Präparate können noch der zytochemischen Fe-Reaktion unterworfen werden); 30 sec in Äther entfetten.
▷ 5 min färben mit saurer Kaliumferrozyanidlösung.
▷ 3mal nacheinander mit Aq. dest. abspülen.
▷ 1–2 min Kernfärbung mit Mayers Hämalaun.

Reaktionsprodukt: blau.

Reagenzien:
1%ige Ferrozyanidlösung in dunkler 50-ml-Glasflasche.
37%ige (rauchende) HCl. Erst unmittelbar vor der Färbung werden 0,5 ml der rauchenden HCl zu 50 ml der 1%igen Kaliumferrozyanidlösung gegeben. Damit ist die saure Kaliumferrozyanidlösung für die Färbung bereitet.
Haltbarkeit der Kaliumferrozyanidlösung in dunklen 50-ml-Flaschen ca. 2–3 Monate.

6.5.6 Saure Phosphatase-Reaktion (nach *Löffler*)

▷ Luftgetrocknete Präparate möglichst nicht älter als 8 Tage verwenden.
▷ 30 sec fixieren in kaltem (4°C) 60%igem Azeton (*unfixierte* Präparate geben die besten Resultate).
▷ In Leitungswasser waschen.
▷ 0,4 ml 4%ige Pararosanilinlösung und 0,4 ml 4%ige Natriumnitritlösung werden gemischt und mindestens 1 min stehengelassen. Die entstehende hellgelbe Hexazoniumpararosanilinlösung wird mit 30 ml Michaelispuffer pH 7,62 verdünnt und mit 2 N HCl auf einen pH von 5,0–5,1 gebracht.
▷ 10 mg Naphthol-As-Bi-Phosphat

werden in 2 ml Dimethylsulfoxid gelöst.

- ▷ Die Hexazoniumpararosanilinlösung (pH 5,0–5,1) unter Rühren zusätzlich in die 2 ml Dimethylsulfoxid pipettieren und dann in eine Küvette filtrieren.
- ▷ Einstellen der Präparate in die Inkubationslösung für 4 h bei Raumtemperatur.
- ▷ Gründlich in Leitungswasser spülen.
- ▷ Kernfärbung mit Hämalaun nach Mayer 5–10 min.
- ▷ Mindestens 15 min in fließendem Leitungswasser bläuen, dann lufttrocknen.

Reaktionsprodukt: orange-kräftig rot.

Reagenzien:
Azeton 60%
4%ige Pararosanilinlösung
4%ige wäßrige Natriumnitritlösung
Michaelispuffer pH 7,62
Naphthol-As-Bi-Phosphat (bei –20°C aufbewahren)
Dimethylsulfoxid
Hämalaun nach Mayer

6.5.7 Saure Phosphatase-Reaktion mit Tartrathemmung

- ▷ Luftgetrocknete Präparate möglichst nicht älter als 8 Tage verwenden.
- ▷ 30 sec fixieren in kaltem (4°C) 60%igem Azeton (unfixierte Präparate geben die besten Resultate).
- ▷ In Leitungswasser waschen.
- ▷ 0,4 ml 4%ige Pararosanilinlösung und 0,4 ml 4%ige Natriumnitritlösung werden gemischt und mindestens 1 min stehengelassen. Die entstehende hellgelbe Hexazoniumpararosanilinlösung wird mit 30 ml Michaelispuffer verdünnt. In dem Gemisch 225 mg Weinsäure lösen und mit 1 N NaOH auf einen pH von 5,0–5,1 bringen.
- ▷ 10 mg Naphthol-As-Bi-Phosphat werden in 2 ml Dimethylsulfoxid gelöst.
- ▷ Die Hexazoniumpararosanilinlösung (pH 5,0–5,1) unter Rühren zusätzlich in die 2 ml Dimethylsulfoxid pipettieren und dann in eine Küvette filtrieren.
- ▷ Einstellen der Präparate in die Inkubationslösung für 4 h bei Raumtemperatur.
- ▷ Gründlich in Leitungswasser spülen.
- ▷ Kernfärbung mit Hämalaun nach Mayer 5–10 min.
- ▷ Mindestens 15 min in fließendem Leitungswasser bläuen, dann lufttrocknen.

Reagenzien: wie 6.5.6
zusätzlich L-(+)-Weinsäure

6.5.8 Saure Esterase-Reaktion (nach *Cottier*)

- ▷ 10 mg Alpha-Naphthol-Azetat in 0,4 ml Azeton lösen.
- ▷ 1,2 ml 4%ige Pararosanilinlösung und 1,2 ml 4%ige Natriumnitritlösung mischen und 1 min reagieren lassen.
- ▷ Dann 40 ml *Sörensen*-Puffer (pH 5,8) dazugeben und mit 1 N NaOH wieder auf pH 5,8 einstellen.
- ▷ Beide Lösungen zusammengießen und in eine Küvette filtrieren.

▷ Luftgetrocknete Präparate darin 2,5 h inkubieren.
▷ Mit Wasser abspülen.
▷ 2 min mit Mayers Hämalaun gegenfärben.
▷ 10 min in Leitungswasser bläuen.

Reaktionsprodukt: kaffeebraun.

Reagenzien:
Alpha-Naphthol-Azetat (unter 0°C lagern)
4%ige Pararosanilinlösung
4%ige Natriumnitritlösung
Sörensen-Puffer pH 5,8
Mayers Hämalaun

6.5.9 Alpha-Naphthylazetat-Esterase (unspezifische Esterase-Reaktion nach *Löffler)*

▷ Dünne, luftgetrocknete Präparate (höchstens 8 Tage alt) verwenden; Fixierung in Formoldampf (5 min) nicht unbedingt erforderlich.
▷ 8 Tropfen 4%ige Pararosanilinlösung und 8 Tropfen 4%ige Natriumnitritlösung ca. 60 sec hexazotieren lassen.
▷ Zu diesem Gemisch 80 ml Phosphatpuffer pH 7,0 geben.
▷ 20 mg Alpha-Naphthyl-Azetat in 2 ml Azeton lösen, dazu unter kräftigem Rühren Lösung aus dem vorhergehenden Ansatz geben.
▷ Lösung in eine Küvette filtrieren und Präparate 30 min bei Raumtemperatur inkubieren.
▷ 10 min in Leitungswasser vorsichtig spülen.
▷ Gegenfärbung mit Mayers Hämalaun 3 min.
▷ 2 × 5 min in Leitungswasser bläuen, lufttrocknen lassen.

Reaktionsprodukt: braun-braunrot.

Reagenzien:
4%ige Pararosanilinlösung
4%ige wäßrige Natriumnitritlösung
Phosphatpuffer pH 7,0 (Merck Nr. 9439)
Azeton p.a.
Alpha-Naphthyl-Azetat (Fa. Sigma Nr. 8505)
Hämalaun nach Mayer

6.5.10 DAP-IV-Färbung (Dipeptidylpeptidase-Nachweis nach *Lojda; Feller*)

▷ Fixierung:
10 ml 37% Formaldehyd
90 ml Äthanol
4 sec
▷ Inkubationsmedium: 45 min
– 7,5 mg Glycyl-L-proline-4-methoxy-beta-naphthylamid, gelöst in 1 ml Dimethylformamid, danach versetzt mit 20 ml 0,1 M Phosphatpuffer pH 7,0 (ausreichend für zwei Präparate). [Lösung A]
– 20 mg Fast-blue B, gelöst in 1 ml Dimethylformamid. [Lösung B]

Lösung A wird mit Lösung B vermischt und dann filtriert.
▷ 10 min Leitungswasser.
▷ 1½ min Hämalaun.
▷ 10 min Leitungswasser.

Herstellung der Pufferlösung:
Lösung A: 0,1 M $Na_2HPO_4 \times 2\ H_2O$ 35,814 g/l
Lösung B: 0,1 M $NaH_2PO_4 \times 2\ H_2O$ 13,799 g/l
Lösung A und B im Verhältnis 660 ml : 340 ml ansetzen. Die Pufferlö-

sung hat dann einen pH-Wert von ca. 7,0 (Kontrolle mit Glaselektrode). Ausreichend sind 33 ml Lösung A und 17 ml Lösung B.
Reaktionsprodukt: ziegelrot.

6.5.11 Toluidinblaufärbung der Basophilen (nach *Undritz*)

Reagenz:
Gesättigtes Toluidinblau-Methanol: 1 g Toluidinblau wird in 100 ml Methanol gelöst (unbegrenzt haltbar).

Färbung:
10 min fixieren und gleichzeitig Färbung der luftgetrockneten Ausstriche auf der Färbebank durch Aufgießen des Toluidinblau-Methanols. Spülen mit Leitungswasser. Lufttrocknen.

Resultat:
Die Granulation beider Arten, der Blut- und Gewebsbasophilen, ist rotviolett gefärbt infolge des starken metachromatischen Effektes der im Heparin veresterten anorganischen Schwefelsäure.

Literaturhinweise

Begemann, H.: Praktische Hämatologie, 9. Auflage. Thieme, Stuttgart 1989.

Begemann, H., J. Rastetter: Atlas der klinischen Hämatologie, 4. Auflage. Springer, Berlin 1987.

Begemann, H., J. Rastetter: Klinische Hämatologie, 3. Auflage. Springer, Berlin 1986.

Bessis, M.: Blood Smears Reinterpreted. Springer International 1977.

Boll, I.: Zytologische Knochenmarkdiagnostik. Springer, Berlin 1980.

Brücher, H.: Knochenmarkzytologie. Thieme, Stuttgart 1986.

Burkhardt, R.: Farbatlas der klinischen Histopathologie von Knochenmark und Knochen. Springer, Berlin 1970.

Kleihauer, E.: Hämatologie. Springer, Berlin 1978.

Knapp, W. et al.: CD antigens 1989. Blood 74 (1989) 1448–1450.

Lennert, K.: Malignant Lymphomas Other than Hodgkin's Disease. Handbuch der speziellen Pathologischen Anatomie und Histologie. Springer 1978.

Lennert, K., A. C. Feller: Histopathologie der Non-Hodgkin-Lymphome (nach der aktualisierten Kiel-Klassifikation). Springer, Berlin–Heidelberg 1990.

Lennert, K., H. Stein: Histopathologie der Non-Hodgkin-Lymphome. Springer, Berlin 1981.

Löffler, H.: Zytochemische Klassifizierung der akuten Leukosen. In: Stacher, A. (Hrsg.): Chemo- und Immunotherapie der Leukosen und malignen Lymphome. Bohmann, Wien 1969.

Löffler, H., H. Pralle: Untersuchungsmethoden und Funktionsprüfungen in der inneren Medizin (Kapitel „Blut"). Thieme, Stuttgart 1975.

McDonald, G. A., T. C. Dodds, B. Cruickshank: Atlas der Hämatologie, 3. Auflage. Thieme, Stuttgart 1979.

Ostendorf, P. C., et al.: Hämatologie. Urban & Schwarzenberg, München 1991.

Queißer, W.: Das Knochenmark. Thieme, Stuttgart 1978.

Rohr, K.: Das menschliche Knochenmark, 3. Auflage. Thieme, Stuttgart 1960.

Schröter, W., G. Prindull, U. Kaehler: Blutkrankheiten im Kindesalter. Urban & Schwarzenberg, München 1976.

Theml, H.: Taschenatlas der Hämatologie, 2. Auflage. Thieme, Stuttgart 1986.

Undritz, E.: Hämatologische Tafeln. Sandoz, 2. Auflage, 1972.

Wintrobe, M. M., G. R. Lee, D. R. Boggs, et al.: Clinical Hematology (ed. 8), Lea and Febiger, Philadelphia 1981.

Sachverzeichnis

Die angegebenen Fundstellen verweisen auf Seiten.